自然治癒力を高める連続講座 11

ビジネス脳・幸せ脳・健康脳

ほんの木

目次

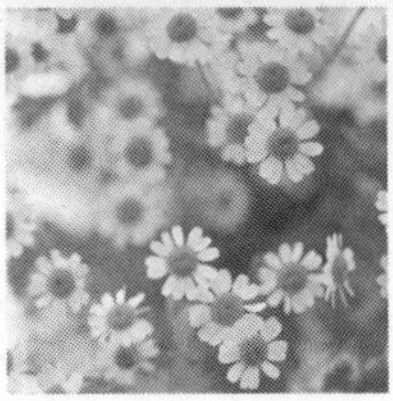

ビジネス脳・幸せ脳・健康脳

脳の老化は自分で防げる

6　100歳になっても衰えない脳のつくり方……加藤俊徳（脳の学校代表取締役・医学博士）
19　幸せ脳のつくり方……有田秀穂（東邦大学医学部統合生理学教授）
34　できる脳・仕事脳のつくり方……池谷裕二（東京大学大学院薬学系研究科講師・薬学博士）
47　歳をとっても脳力はどんどん伸びる……佐藤眞一（明治学院大学心理学部教授）

表紙アート／はせくらみゆき（アートセラピスト）
デザイン／スタジオY2
本文イラスト／今井久恵・福田純子

知って安心！　脳のトラブル対策

北條恒一（財団法人　計量生活会館理事長）　監修・戸谷重雄（慶應義塾大学医学部名誉教授）

62　**脳の病気とその予防**　脳の危ない病気7つの基礎知識

78　**脳によい食べ物・栄養**　脳が喜ぶ食生活6つのポイント

ガン医療のわなに陥らないために

94　がんに負けないコツ……安保徹（新潟大学大学院医歯学総合研究科教授）

103　ガンは治らないって誰が決めた?……川竹文夫（ガンの患者学研究所代表）

ありのままに快適に歳を重ねる

116　死ぬまで養生　死んでも養生……帯津良一（帯津三敬病院名誉院長）

130　ヘルシーエイジングのすすめ……上野圭一（翻訳家・鍼灸師）

140　本書ご登場者、著書のご案内

はじめに

人類の歴史、産業の発達とともに私たちは、農業化、工業化、情報化という3つの波を乗り越えてきました。そして今、コンピュータ、ITがもたらした情報化の次の、第4の波についての議論が盛んに起こりつつあります。

この第4の波とは何か？　という問いに対して、私たちは、今まで進んできた方向が、資源やものの有効活用、すなわち、現在あるものをいかに効率よく活用、消費していくかということであったのに対して、これからの社会は、コミュニケーション能力や創造力、発想力が求められる時代になるのではないかという仮説を立てました。

自然治癒力・免疫力という視点から見ると、この創造力、発想力の時代にいきいきと充実した人生を送るためには、健康な体力とともに脳力も必要となります。そして、その脳力とは、単に記憶力や計算力に優れているということではなくて、柔らかな、しなやかな脳力こそが求められているということを取材しながら導き出しました。この柔らかな、しなやかな脳力は、老いてもまだまだ高めることができます。これらの内容は「100歳になっても衰えない脳の作り方」というテーマで加藤俊徳先生が語っています。

最近の科学や、科学を超えた領域でも脳についての研究がますます盛んになっていますし、脳にはまだまだ解明できていないことがたくさんあります。豊かな創造力や発想力は、人びとの暮らしに感動を与え、生活を豊かにして、さらに社会をよりよくします。ビジネスにおいては経済効果をもたらします。仮に、前者を健康脳、後者をビジネス脳と呼ぶなら、健康な体のための健康脳をたした3つの脳力が、老いても充実した人生を送るためのキーワードになりそうです。暮らしや社会をよくするために、日常生活や仕事場において、今号の特集をお役立ていただければ幸いです。

脳の老化は自分で防げる

加藤俊徳（脳の学校代表取締役・医学博士）　Toshinori Kato

100歳になっても衰えない脳のつくり方

脳毛細血管内の酸素交換機能を画像化する原理や神経と脳血流の関係を解明し、生命現象を数式によって記述する「酸素交換方程式」を発見。ヒトの記憶系機能にかかわる海馬の生理的活動など高次脳機能を研究。

P.06

有田秀穂（東邦大学医学部統合生理学教授）　Hideho Arita

幸せ脳のつくり方

筑波大学基礎医学系で脳神経の基礎研究に従事したのち現在は東邦大学医学部統合生理学教授。脳内物質セロトニンの研究で知られる。著書に『セロトニン欠乏脳』『セロトニン生活のすすめ』『禅と脳』他。

P.19

池谷裕二（東京大学大学院薬学系研究科講師・薬学博士）　Yuji Ikegaya

できる脳・仕事脳のつくり方

海馬の研究で知られる。脳科学の新しい概念を次々に発表。コロンビア大学・生物学講座博士研究員を経て、東京大学大学院薬学系の講師を務める新進気鋭の脳科学者。著書に『海馬』『記憶力を強くする』他。

P.34

佐藤眞一（明治学院大学心理学部教授）　Shinichi Sato

歳をとっても脳力はどんどん伸びる

明治学院大学心理学部教授。生涯発達心理学をテーマに、定年から超高齢者・百寿者まで老年期全般について取り組む。専門は生涯発達心理学、老年心理学。著書に『結晶知能』『新版　成熟と老化の心理学』他。

P.47

元気なスーパー老人の脳の使い方、鍛え方から学ぶ

100歳になっても衰えない脳のつくり方

加藤俊徳（脳の学校代表取締役、医師、医学博士）

80歳とか100歳になって、脳が働かない危機に対して何をするかというよりも、そうならないためにどうするか？

社会が高齢化になっていることはわかっているし、脳は健全であっても加齢と共に衰えていくことも明らかです。

でも、その衰え方を最小限にとどめる生き方も、努力と工夫しだいで可能です。

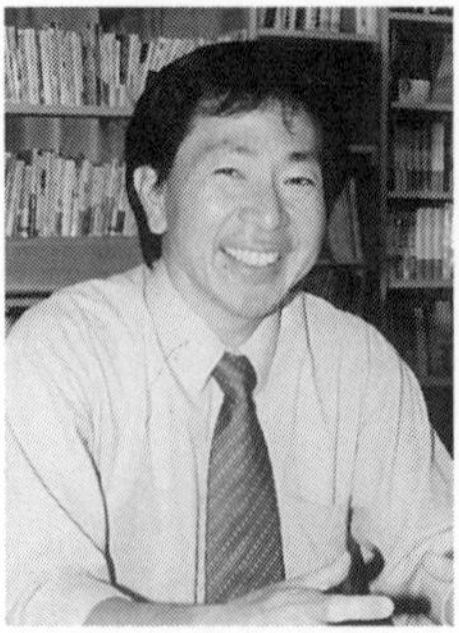

かとう　としのり
1991年光を頭部に照らして脳機能をしらべる光機能画像法（NIRS）の原理を発見。1995～2001年、米国ミネソタ大学で、老化やアルツハイマー病など記憶の研究に従事。2001年、19世紀からなぞだった脳血流現象をオイラーの公式を用いて、幾何学的に「酸素交換波動方程式」で解読。この発見から脳酸素を計測するCOE計測法を確立。
2006年（株）脳の学校（http://www.nonogakko.com）を設立し、脳教育外来を始め、脳教育支援サービス、脳リサーチ支援サービスを展開している。個人HP http://www.katobrain.com、ブログ http://nonogakko.air-nifty.com/blog。放送番組にもたずさわり、NHKスペシャル「老化に挑む　あなたの脳はよみがえる」は、国内外の賞を受賞する。

いつまでも脳が元気なスーパー老人

脳は使えば使うほど鍛えられる

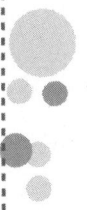

最初にご紹介するスーパー老人は、ランナーの大宮良平さんです。2004年6月、大宮さんは、北海道旭川で開かれた北海道マスターズ陸上記録会に参加しました。当時102歳の大宮さんは60メートル走と100メートル走に挑戦、両方の競技で100歳以上の参加者は大宮さんただ一人でした。そして、60メートル走100メートル走ともに、日本で唯一の100歳以上の競技会記録を作りました。大宮さんは競技後にこう言います。「いやあ、まだだめですね。短距離だと力が出せない。もっともっと走って記録を出さないとだめ。これからも喜んで走ります」と。

大宮さんは1901年（明治34年）生まれ。30年以上前から早朝マラソンを日課としてきました。85歳のときに脳梗塞《のうこうそく》を患《わずら》い一時中断しましたが、その後に復活。早朝に起床し、ラジオ体操とジョッキングを欠かさない日々を過ごしてきたのです。

私は、MRI（Magnetic Resonance Imaging の略。磁気共鳴画像法）で大宮さんの脳の画像を撮影し、診断しました。MRIは、磁気を使うことによって脳の内部を細かく映し出す方法です。それまでに、日本とアメリカで1万人以上の脳画像を解析してきましたので、脳の形からその成長を調べることは、もっとも得意としています。

大宮さんの脳は、頭のてっぺんにある足腰の運動をコントロールしている部分では、ほとんど萎縮《いしゅく》は見られず、非常に活性化していました。大宮さんは長年、マラソンを続けてきたことで、この部分を左右バランスよく発達させていたのです。元気はつらつ、40代、50代のようでした。

大宮さんを初めとして100歳を超えるスーパー老人が、得意分野によって発達している個所を示した脳画像を見ると、脳が筋肉に近い性質を持っていることがわかります。鍛《きた》えれば鍛えるほど健康でいられ、機能を維持できるのです。脳は、いくつになっても使う人自身の得意な活動によって鍛えられ、よみがえる力をもっているのです。

得意分野を究める

「三味線弾《ひ》いとるときが、いちばん元気。弾きながら次々考えなけりゃあならんでしょう。そりゃ、疲れるときもありますよ。でも、弾いていると気分がよくなるの。私から三味線とったら何にもないね。まだまだ、やめられん。命のあるかぎり弾きますよ」

そう語るのは、１９０３年（明治36年）生まれ、三味線の師匠、佐藤ぎんさんです。佐藤さんは、90年以上、三味線や琴を弾いてきました。弟子に稽古《けいこ》をつけ、師匠仲間のうちでは最高齢ですが、自らも師匠同士の研究会に参加し、研鑽《けんさん》を重ねてきました。

佐藤さんの脳のＭＲＩ画像から、右腕と左腕をコントロールする領域を比較すると、右腕を担う方（左脳）が大きく発達していました。これは、佐藤さんが90年以上にわたって三味線に打ち込み、毎日、重いバチを持ち続けたため、脳の右腕の領域（左脳）を発達させたのではないかと考えられます。そして、他のスーパー老人と同じように佐藤さんの脳の前方は萎縮《いしゅく》が少なく、健康的に保たれていることがわかりました。

自分の得意分野を生かして脳を鍛《きた》えれば、その部分の萎縮を防ぐことができる。佐藤さんのＭＲＩ画像からそうしたことが確認できます。佐藤さんは三味線という得意分野を通して、長い間、社会と関わり続けま

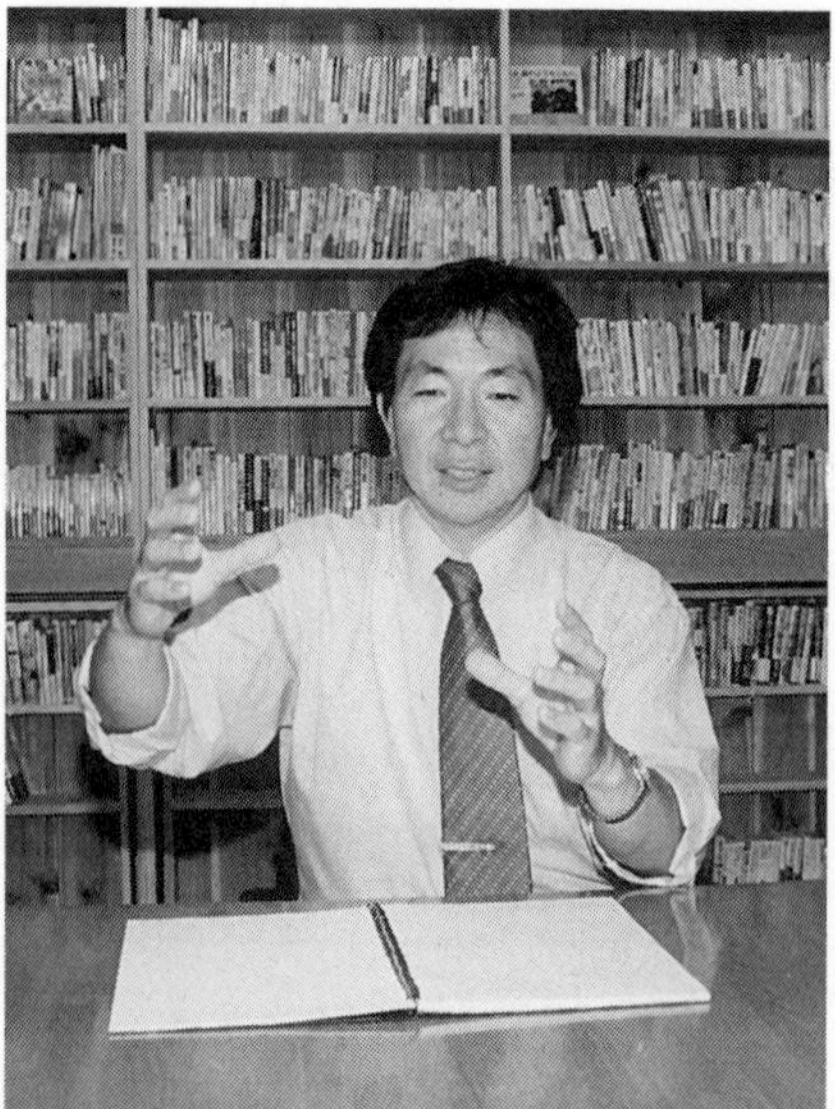
「脳は使えば使うほど鍛えられる」と語る加藤先生。

した。そして、自分の活動が周囲から評価されることによって、さらに発展的な行動へとつながっています。それは脳にもいい影響があったのだと思います。

脳の形は、昨日今日で急激に変わるものではありません。だから、脳を鍛えるには、嫌なことを無理にやったり、不得意なことにチャレンジしたりする必要はないのです。自分が好きなことを楽しみながら続けることが最も大切なのです。そして、時間をかけて深めていくことです。それが、いつまでもいきいきと生きていく秘訣なのです。

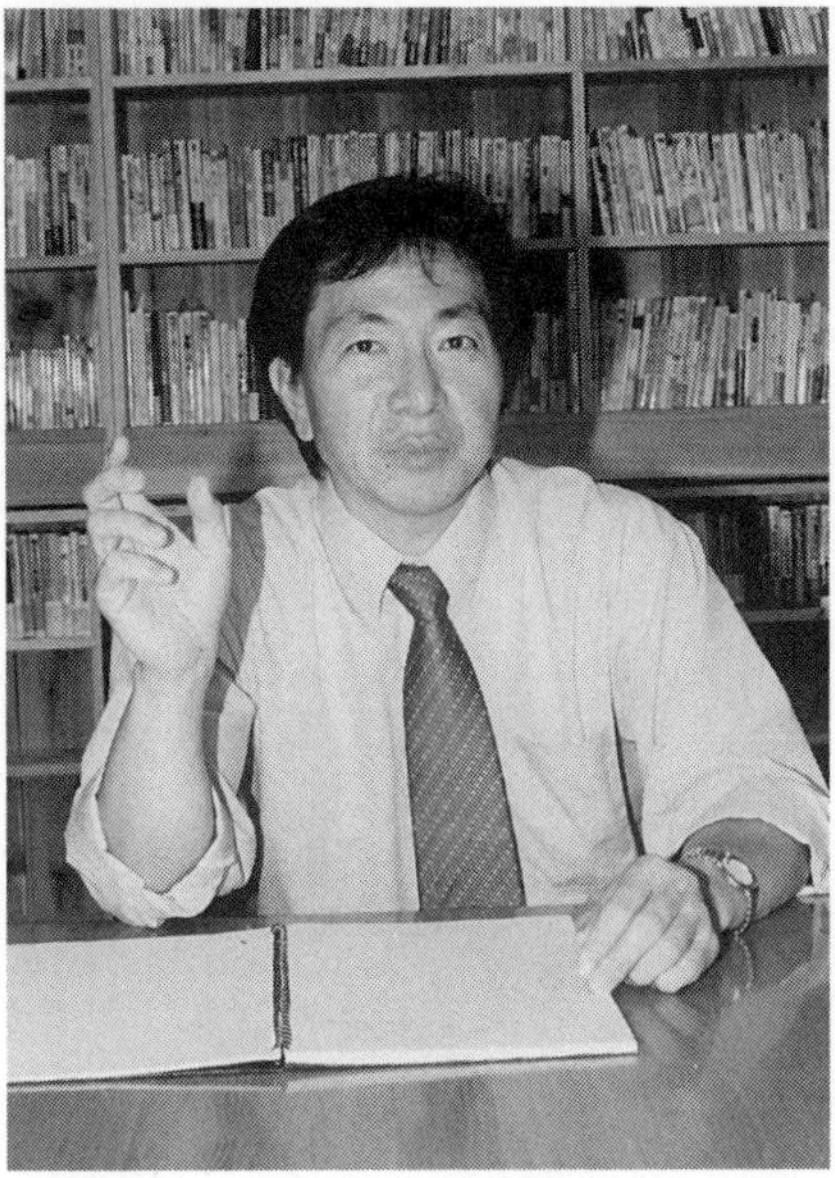

加藤先生は、ブログ、メルマガも配信中。

感性豊かに好奇心を開花

脳を調べるには、MRI画像によって、脳の形からその成長を調べる方法以外に、脳の酸素の使い方によって、その働きを調べる方法があります。

20年ほどの間、脳の血流を使って脳の働きを調べることができると考えられてきましたが、それは難しいということがわかりました。脳血流では、脳実質外の働きを観察することしかできませんが、酸素の動きを観察するによってこそ、脳の働きを知ることができるのです。

スーパー老人のひとり、俳人の三澤たきさんの脳を、この酸素の使い方によって調べてみました。三澤さんは1901年（明治34年）生まれ。90歳で俳句を始めました。103歳の2004年、初めての句集『立雛（たちひいな）』（角川書店）を発表しました。

三澤さんの脳をリラックスしている状態と、俳句を考えているときの状態とで、働きにどんな違いが現れるかを次のように比較しました。

前頭前野の中でも特に前の部分に注目

まず、テレビを見てリラックスしているとき測定された脳の活動の様子を見ると、酸素を多く消費している部分はあまりありませんでした。ところが、鉛筆を持ち俳句を考えてもらうと、間もなく脳に反応が現れ始めたのです。

言葉を操作するとき、通常、脳の前の方にある前頭《ぜんとう》前野《ぜんや》の左側に働きが見られます。三澤さんは言葉を使っているのでやはりこの部分に働きが認められました。しかし、集中して俳句を考えているときは、脳の前の方にある前頭前野の中でも、特にいちばん前の領域（ドイツの神経学者K・ブロードマンが脳をおよそ50の領域に分け、番地のように番号をふった脳地図で9番、10番に当たる領域）が活発に動いていることが表示されました。

見たこと、聞いたこと、そして感じ取ったことを、五七五の言葉にするとき、三澤さんの脳はフル回転します。俳句をつくることで三澤さんの脳は、最も高度な思考をつかさどる部分をフルに活動させていたことがわかりました。

三澤さんは、「俳句を考えるなんて大げさなことじゃないんですよ。目に浮かんだことを書くだけ」と謙《けん》遜《そん》しますが、俳句というのは、単純に言葉を扱うだけでなく、いろいろなことに思いを巡《めぐ》らせていることがよくわかりました。

いつまでもチャレンジ精神を持ち続ける

超高齢者にとって、意識的に前頭前野を働かせるとは、どのような状況が考えられるのか。語学へのチャレンジで脳を鍛えてきた昇地《しょうち》三郎さんに協力してもらいました。

昇地さんは１９０６年（明治39年）生まれ。知的障害のある幼児のための通園施設「しいのみ学園」の園長先生です。教育畑一筋の人生を歩んでこられ、教材を手づくりしたり、国内外で講演会を行ったりして仕事をこなす一方、韓国語をマスターしたり、中国語へ挑戦するなど、勉強にも意欲的です。

当時は98歳だった昇地さんの頭にセンサーをつけ、韓国語と中国語の例文をそれぞれ覚えてもらいました。三澤さんのときと同じように、酸素が活発に消費されている部分を測定します。

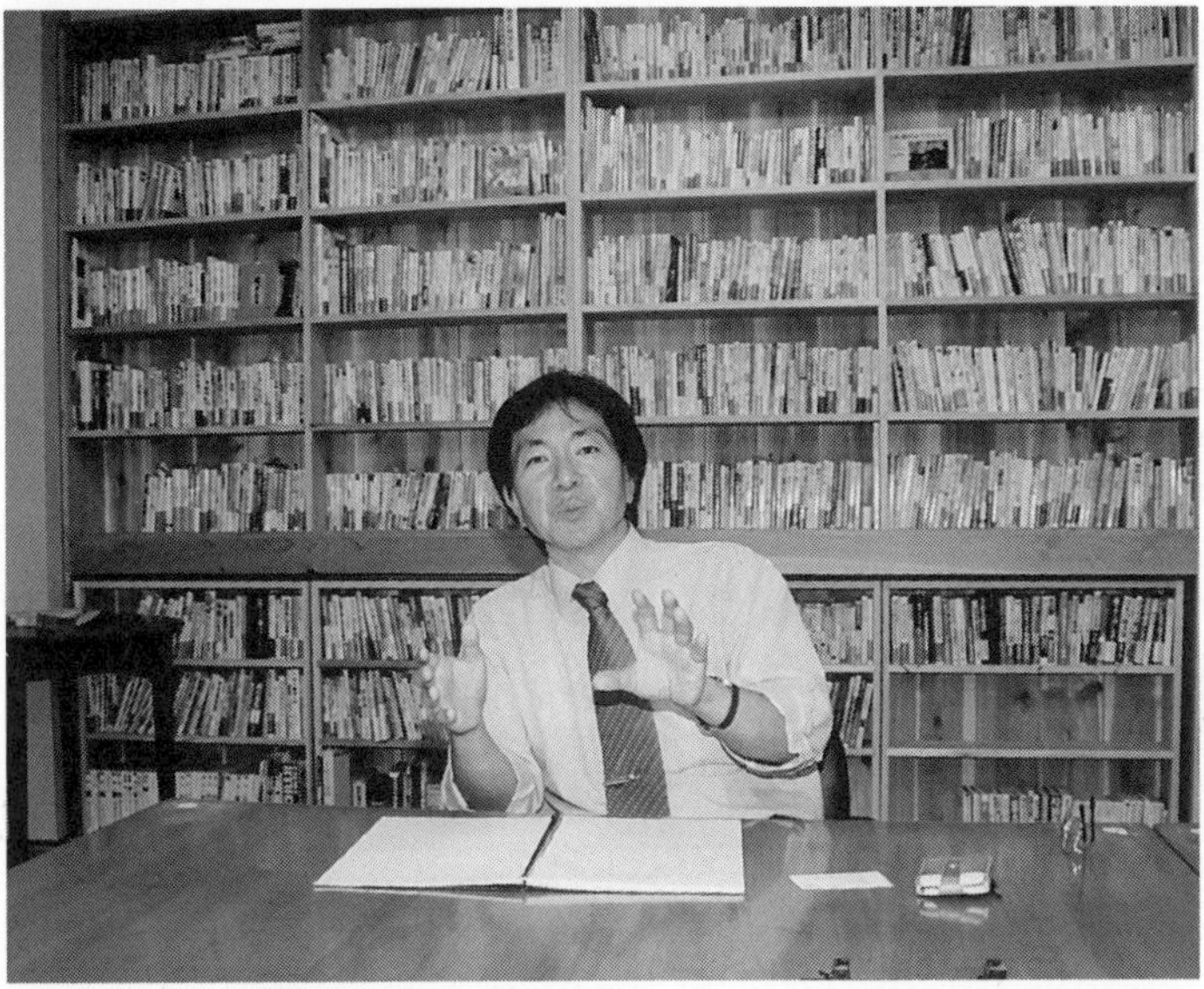

病院ではなくて、会社組織（株）脳の学校を設立。そこから広く一般の人々に「脳」についてのさまざまな情報を発信している加藤先生。

測定から昇地さんがすでにマスターしている韓国語の場合は、前頭前野の中でも特に前の領域にあたるブロードマンの10番の部分がうっすらと赤くなり、酸素を消費して活動的になっていることがわかりました。

次に、韓国語よりも難しいと感じている、勉強中の中国語の場合は強い反応が表れ、韓国語の文章を覚えるときよりも、いっそう活発に脳が働いていることが示されました。

簡単にできる課題をやるときは、脳は酸素をあまり必要としません。しかし徐々に難易度を上げて少しずつ難しくしていくと、酸素の需要が徐々に高まって脳は活性化していきます。95歳になって、昇地さんが新しく中国語を始めたのは、脳のためには理にかなった挑戦だったのです。

しかし、最初から高度な課題に取り組んでも脳はうまく働きません。非常に難しくて考えることもできない、歯が立たないような課題を出すと脳はまったく反応しなくなります。それより、少しずつでも自分で考えられるようなことを実行することで、脳はもっとも酸素を使い、活動的に働くようになるのです。

脳はナチュラルヒーリングの力を持っている

脳の中の痕跡《こんせき》を見る

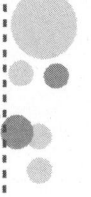

人間は人によって年の取り方が異なります。老化のプロセスは一人一人同じではありません。ある人は早く老化するし、またある人は少し遅れるというように老化プロセスはひとくくりにはできません。人それぞれなのです。その人の状況に応じて、一生懸命に情報を取り入れて脳は活動しているわけです。その結果が、脳の中に痕跡《こんせき》として残るのです。

つまり元気な老人とあまり元気ではない老人を比べると、その人のそれまでの人生の結果が脳の形として現れます。酸素の使い方にしても反応の違いとして表現されるのです。

そういったことを、世の中の人が基本的な知識としてわかるようになれば、たとえ科学がこれ以上進歩しなくても、もっと多くの人がレベルアップした人生を歩めることでしょう。今ある総合的な情報を、脳科学の視点から、よりよく生きていくために方向付けさえすればいいのです。

今まで環境についても、脳に対して悪影響があるかないか、あるいは自然なものが脳の中に調和として入ったときに、どういう形で表現されるかということは見てこなかったのです。なぜかといえば、今までは脳の中が見えなかったからです。この人は青ざめているなとか顔色は見えても、脳の中は見えなかったのです。

１９９０年代にそれを見る技術ができました。それが前述したＭＲＩの技術です。そのおかげで脳の形がしっかりと捉《とら》えられるようになりました。今まで、ひとりの人が歳を取ると脳がどのように変わっていくかということは追跡できなかったのですが、ＭＲＩによって簡便かつ、精度よく脳の形が撮《と》れるようになって追跡できるようになりました。

もうひとつは、酸素によって脳の反応を知ることができるようになりました。健康な人でも、苦手なことや得意なことがありますが、それを脳の酸素の使い方で区別することができるようになったのです。それがCOE計測技術（脳酸素交換機能マッピング。光を使って毛細血管の酸素交換を捉える技術）です。

こうしたMRIやCOEなどの技術が開発されるまでは、その人が死んだ後、脳を切り開いて脳みその状態を調べるしかなかったのです。

世間は脳科学ではなく脳心理学ばかり

今、日本において脳に関するビジネスが盛んです。私はそこに大きな歪《ゆが》みを感じます。そのひとつが、営利事業と脳の学問との間に大きなギャップがあることです。記憶力がよくなるとか脳を媒介《ばいかい》としてトレーニングするなど、今流行っている多くの脳ビジネスは、脳科学ではなく脳心理学なのです。

心理学とは何かというと、脳がわからないときに考え出された哲学的な見方です。人間の脳に関する事実から出発しているというよりも、心理学的な見方を心に当てはめただけなのです。それを脳科学だといっているだけであり、そこに大きな歪みがあるのです。

もうひとつの歪みは、脳科学が世の中の欲求に答える準備をもともとしてこなかったということです。なぜかというと、今まで猿や猫やネズミの脳を研究していたのです。それが、いきなり対象が人間の脳になったのです。今までは、猫やネズミ、猿などを研究すれば人間に当てはまるだろうと思われていたのです。ところが実際は、人間の脳に対する事実は脳の病気でしかわかっていなかったのです。

だから、老化にどうやって対応すればいいのかとなったときに、いきなり大きなギャップがあるのです。この溝に、脳のことをよく知らないあいまいな人たちが簡単に入り込んでしまいました。

さまざまな脳ビジネスが、ビジネスモデルとして成功していることと、脳科学の進歩として成功しているかは別なのです。医学でしたら解剖学、生理学、生化学など基礎知識がありますが、今の脳科学といっている人たちは、まず人間の基本的な脳医学の知識がほとんどありません。ところが、マスコミの広告が先行した形で、さらにそこに一般の人たちの期待感が後押しして、脳ビジネスが進んでしまっているのです。

脳には調和を保とうとする働きがある

100歳のスーパー老人に関する研究でもそうですが、私が行っていることは心理学からでなく、脳医学の視点で脳の変化から判断しようということです。

それを一言で述べますと「脳はナチュラルヒーリングの力を持っている」ということです。脳自体に「調和を取ろう」とする力があるのです。それでは放っておけば調和は取れるかというと、それは放っておいたなりの調和でしかないので、ある程度目的を与えないといけないわけです。ある強い目的を持つとそれにともなって脳は調和を取っていくメカニズムがあります。

それが脳の形を見ていると事実として如実《にょじつ》に現れているところです。脳にはおそらく、できるだけ調和を保とうとする「調和力」があるのです。

脳にはいろんな情報が入ってきますが、それに対してできるだけ調和しようとしているのです。たとえば、脳の中や体の中に害のある物が入ってきたら、今ある生体と害のある物との中で、一生懸命に調和を取ろうとします。見方を変えれば、毒として解毒していこうとするだろうし、一方ではそれによってウイルス感染したりしますが、他の所は正常なはずです。

これからは人間が基本的に持っている能力が、脳から見てはっきり解ってくる時代になって行くでしょう。

少し飛躍があるのですが、そういったときに環境保全など環境問題が、すごく大事なのです。なぜかというと、環境が私たちの脳にどれだけ多くの情報を与えているかということは、今まで見ることができなかったのです。たとえば、私の母親は田圃《たんぼ》も畑も持っていて、祖父は漁師《りょうし》だったのですが、そうした田舎で、野原に行って、山に行って土掘って、…生活をしてきました。今から考えると実は、それが自分の脳に対して、計り知れない多くの情報を与えていたのです。

今までの技術ではそれを見ることができなかったのですが、私たちはその人が育った環境によって、ないしは情報網の中で、どういう脳の育ち方をするかということはもっと注目しなくてはならないのです。

脳をどう鍛えて、どう使うか？

子ども時代の生活環境が大事

自然がどれだけ脳を育てる力があるのかということは私にとっていまだ未知数であり、自然界がどれだけ脳を維持しているかということは、とても興味深いことです。ただおそらく、私自身の経験に照らしてみて、10代までに基礎は構築されているでしょう。脳の形がだんだんでき上がっていくときに、いかに自然の情報を積極的に取り込んでいくか、あるいは脳を作っていくか、そういった要素は重要です。

だから、子ども時代の生活環境、教育の場が非常に大切なのです。それは日本人のノーベル賞受賞者の人たちが口を揃《そろ》えて訴えていることです。彼らは子どもの頃から、独特の脳の使い方をつくってきているのです。そういったことが、今ますます大切になってきているのです。

私は「準備をする教育」が必要だと考えています。つまり、「100歳とか80歳になって脳が働かないという危機に対して、自分はどのように対応するか」ということを子どものうちから準備をしなければならないと思います。社会はこれからいっそう高齢化しますし、脳がそういう性質を持っていることも分かっているので、教育の中に、あるいは社会学としてそういったシステムを少しずつ身につけさせていくべきです。

単に自分は「総理大臣になりたい」、「サッカー選手になりたい」、…それだけではなくて、その先も見つめて、例えば「老いてきたらこうやればいいんだな」、「そのために今からこういう準備をしていく」と、親もそういった考え方・思想を持って、子どもたちに準備をしてあげることです。脳を衰えさせないための工夫を脳が衰え始める40代で始めるか、30代で始めるか、20代で始めるかということで高齢になってからの生き方に差が出てくると思います。

脳の中の使っているところは衰えにくい

どんなに健康な人でも加齢につれて、脳の中には記憶など働きにくい場所がたくさん出てきます。老化はやむを得ないことですし、あるがままに享受すればよいと思います。

体もそうですが、脳は場所によって歳のとり方が違います。筋肉は鍛《きた》えれば歳をとっても衰えにくい筋肉もあるように、脳の中も使っているところは衰えにくいわけです。どんなに頑張っても記憶系は、他より衰えるスピードが速いのですが、記憶力に優れた昇地《しょうち》さんのようなスーパー老人も確かにいるのです。

私は100歳の老人でいきいきと生きている人の脳の中がどのようになっているかは、ある程度予測をしていましたが、その予測通り、脳の前の方にある前頭《ぜんとう》前野《ぜんや》の、ある部分に非常にいきいきと活動している領域があることがわかりました。

脳の中の前頭前野は、運動するなど体を動かす分野をほとんどカバーしています。さらにみていくと前頭前野の中でも人間しか持っていない部分、すなわち前述しているブロードマンの9番・10番は、年老いても発達する可能性がある領域です。ブロードマンの9番・10番は、脳の中で特に創造的なことをつかさどる領域です。

100歳まで生きると、この前頭前野の中でも私が特に大事だと思う未来志向をもつ領域、そこが伸びるというのは非常に重要なことです。なぜかというと生きる価値を与えますから。そこを育てていくことが、とても大切な歳のとり方であり歳の重ね方なのです。

ご紹介したスーパー老人は、それぞれが全く異なる趣味を持っています。ある人は俳句だったり、外国語を学んでいたり、三味線だったり、走ることだったり、と、身体の働きとしては、いろいろな違った場所を個性として出しているのです。

でも特徴的なのは、やることは違っていても脳の中の活性化している所はかなり一致しています。みんな同じようなところが強く、老化しないで、その上さらに一部が育っているわけです。

脳の中にも自然治癒力はある

100歳の人と障害のある人とを比べるともう少しわかりやすくなります。なぜかというと障害のある人の脳は、ある程度使えない領域があります。そうすると脳は残っている領域を最大限に引き出します。見た目にはわからなくとも、脳は必死で生きているのです。

100歳の人の脳も、もちろん衰えているところがあり、使えるところを必死になって使っているのです。見た目に苦労して大変そうに見えるか、楽しそうに見えるかの違いだけで、脳は必死になっているのです。そういう意味で、ある一定の目標を持って脳を育てているということに関しては、障害のある人もスーパー老人の脳も変わりありません。

前頭前野の中でも、ごく一部の領域が非常に重要です。なぜかというと、未知の分野に挑戦するときは、自分の中でも使っていない領域を使おうとするわけです。そしてそのとき、前頭前野のごく一部の重要な領域（ブロードマンによる脳地図でいう9番・10番）が働き始めます。一方で、老人の場合は歳をとるとそこが働きやすい、そこが働くからこそ創造的なことができます。

今までは脳の中でも一番前の方にあるのに何も分かっていなかったのです。私は今から15、16年前に重い障害をもつ、あるお子さんと出会いました。その子は脳の後ろの方が壊《こわ》れていて、まったく話すことができませんでした。

ところが、そのブロードマン10番の領域がぐっと発達しているのです。それを見たときに、脳の中で脳自身が何とかしようとしているのだなということに気づいたのです。まさに脳の中の自然治癒力です。

つまり脳はいつでも使い方によって伸びるのです。だからこそ、自分に能力が一見ないように思えるときが、実はいちばん大事なのです。つまり、得意ではない、苦手だということが、自分自身ではっきり気づいたときが肝心です。なぜかというと、そのときにすぐに結果が出なくても、脳の他の領域と働きにおいて差があるということは「育てる価値がある」ということだからです。たとえ結果が出なくても、ある適切な方向へ努力して何とかしようとすることが大事なのです。脳から見ると、「創造」と「挑戦」は似ています。多様な体験をする、苦手なこともすることは、自分のなかにあるいろいろな脳細胞と出会うことでもあるのです。

自分でやりたいことを決めて
コツコツやっていく

１００歳の年を重ねた人たちに共通な性格は「嫌《いや》みがない」ということです。私は80歳過ぎてからが人間の勝負だと考えているのですが、性格が悪いと人が寄ってこないでしょう。「嫌みがある」と人は近寄らないのです。ですから私たちは、年老いても他人とのコミュニケーションが取れるような自分、他人が近寄って話しかけてくれるような自分を作って行くべきです。

言語学的には、人間の脳はコミュニケーションが成立することによって情報を得ています。ところが、年老いると言葉を使わない環境に入ってしまいがちです。

１００歳の老人に共通しているのは、「自分で言葉を操作する技術」を持っていることなのです。その「言葉を操作する技術」とは、例えば、外国語を学習することも一つだし、俳句を作ることであり、三味線を弾きながら人に教えることです。

私は、これはとても大事なことだと思うのです。自分にとっていちばん好きなものを大切にすることによって、人とのコミュニケーションが成立します。すると最後まで社会の中での位置づけを、自分の気持ちの中でも失わないでいられるのです。

昇地さんにしても三澤さんにしても、限りなく共通しているのは、まず初めに、こうした一人ひとり生きるテーマを持っていることなのです。

私が１００歳の人たちの姿を見ていてつくづく思ったのは、おそらく、他人と比較をせずに、自分でやりたいことを決めてコツコツやってきた人は、最終的には満足感が高いのではないかということです。皆さん、他人をうらやむ、ねたむ、比較するとかもうそんなかけらも雰囲気もありません。だから、一緒にいてまったく「嫌みがない」のです。

これは、特に長寿国、日本では個人個人に突きつけられている課題ではないでしょうか。

（取材／高橋利直　文／久保寺岳）

身体と心が「今」求めているもの

幸せ脳のつくり方

セロトニン神経を鍛える日常生活の提案

有田秀穂（東邦大学医学部統合生理学教授）

私たちの脳内には150億の神経細胞が
あるといわれています。
その中のひとつ、セロトニン神経は
スッキリ爽快《そうかい》を演出してくれる神経ですが、
今、この神経の弱っている人が増えて
いるといいます。
うつ病やパニック症候群にも関係する
セロトニン神経と私たちの健康との関係、
弱ったセロトニン神経をどうすれば
よいか…。セロトニン神経に詳しい
東邦大学医学部統合生理学教授、
有田先生にお話を伺いました。

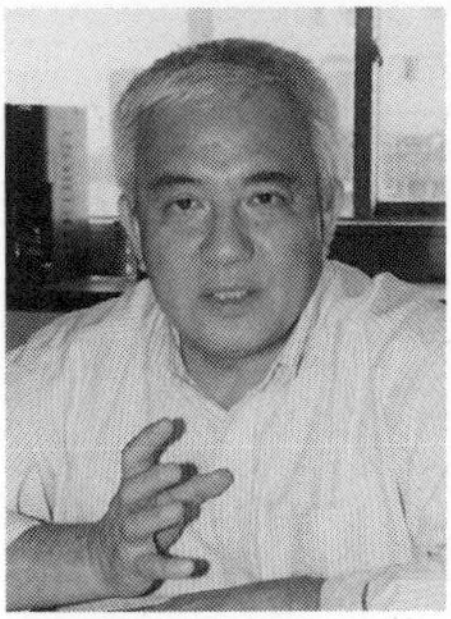

ありた　ひでほ
1948年、東京都生まれ。東京大学医学部卒業。東海大学病院で呼吸内科医として勤務し、その間ニューヨーク州立大学医学部に留学。その後、筑波大学基礎医学系で脳神経の基礎研究に従事したのち現在は東邦大学医学部統合生理学教授。著書に『セロトニン欠乏脳』NHK出版刊、『セロトニン生活のすすめ』青春出版社刊、『禅と脳』玄侑宗久氏と共著、大和書房刊など著書多数。

朝スッキリ目覚めていますか？

セロトニン神経を鍛えよう

朝はスッキリと目覚め、すぐに活動できますか？　寝起きが悪い、目覚めてからも身体が重い、やる気が起きない、落ち込みやすい、すぐにイライラしてしまう…。そんな不調を抱える人が非常に増えています。

温度調節された快適な生活、パソコンの普及、日用品化した携帯電話、昼夜問わずいつでも起きていられる環境と、私たちの生活はこの20～30年の間に急激に変化しました。

しかし、生活が一変したことに対して、私たちの脳は対応しきれずにいます。その結果、私たちの脳の中で司令塔のような役割をしているセロトニン神経という神経細胞が弱ってきており、軽い不調からうつ病、パニック症候群、さまざまな依存症などを引き起こす原因になっています。

この現象は大人から子どもまで老若男女に広がっています。後で詳しくお話しますが、セロトニン神経は、日を浴びることや意識した呼吸、簡単な運動をすることなど日常生活に少し工夫を加えることによって鍛《きた》えることができます。

この神経を鍛えることでスッキリ爽快《そうかい》な毎日を実現し、幸せ脳で充実した日々を送ることができるようになります。

心と身体の準備を整える セロトニン神経

まず、セロトニン神経の働きからお話しましょう。

私たちの脳の中で働く脳内神経細胞のひとつ、セロトニン神経が働くのは、主に私たちが起きているときです。朝起きてすぐにセロトニン神経が活動し始めると、心身共に元気で、爽快な朝を迎えることができます。

一方、セロトニン神経が弱っていると、朝起きてもなかなか調子があがりません。

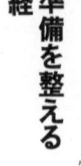

このセロトニン神経の働きは、車のアイドリング状態に似ています。車のアイドリング状態というのは、車がいつでも走り出せるよう準備が調《ととの》った状態で、アクセルやブレーキを踏んでいるときのように直接行動を起こす働きではありません。

セロトニン神経の働きも同様で、心と身体がスムーズに活動できる準備状態を作り出します。

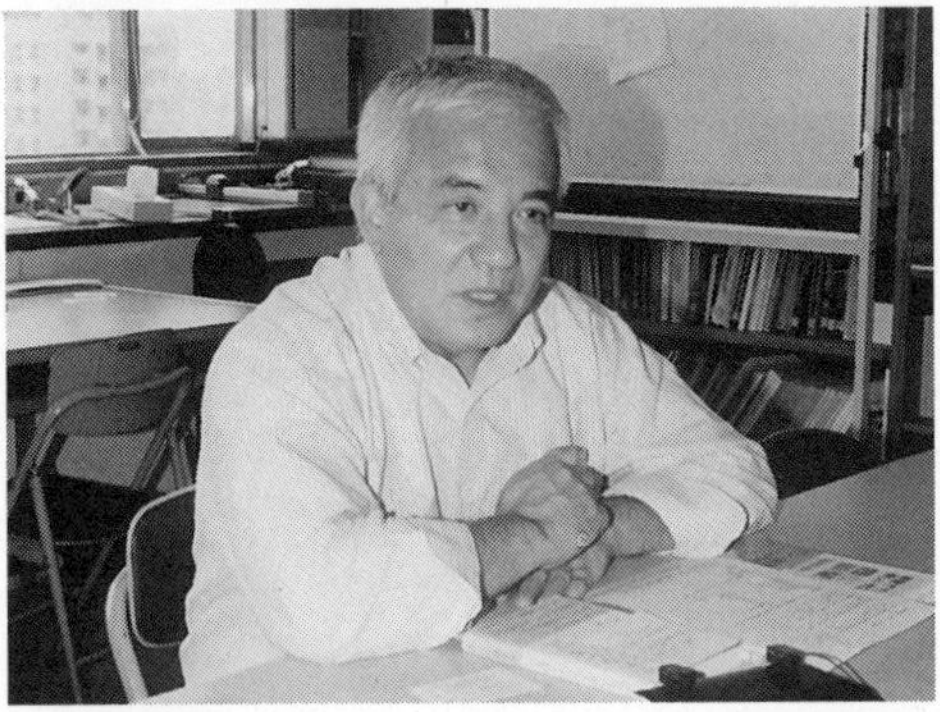

「運動や呼吸法など体に働きかけることによって脳は活性化する」と語る有田先生。

心の三原色

車のアクセルやブレーキと対応するのは、脳内神経のドーパミン神経とノルアドレナリン神経です。

この2つの脳内神経の働きと、セロトニン神経の関係は心を彩《いろど》る三原色と位置づけることができます。

色光の世界を考えてみましょう。色光は無数に存在しますが、すべての色光は、三原色と呼ばれる3つ光の合成からできています。脳も同様に、基本的な3つの要素から考えられるのではないか、と私は推測しました。

複雑に変化する心というものを、単純にこの3つの神経だけで説明するのは少し強引かもしれませんが、私はひとつの仮説として、セロトニン神経とドーパミン神経、ノルアドレナリン神経という3つの要素から心というものを考えてみました。

人の心を動かす要素は、大きく快と不快に分けることができます。心とは脳の働きの現れです。前者の『快』は、欲望などに関連しているドーパミン神経の働き、後者の『不快』は、不安やストレスに関係しているノルアドレナリン神経の働きです。

両者の神経にセロトニン神経を加えた3つの脳内神経が相互に影響しあって、私たちの心の模様が作られているのです。この3つの神経の色について説明しましょう。

ドーパミン神経は赤色のイメージ

ドーパミン神経は、快や欲望という人間が生きていく上で必要不可欠な本能に関係します。快や欲望を満たすための行動を誘発するところから、意欲の神経ともいわれます。

快を求めることで起こる情動は、人の本能に根ざしたもので、悪いものではありませんが、快には、一度感じると同じものでは満足できなくなり、より強い快を求めてしまう性質があります。

その性質によりドーパミン神経が暴走してしまうとさまざまな依存症への引き金となります。

ノルアドレナリン神経は青色のイメージ

ノルアドレナリン神経は外からきたストレスに反応する神経です。起こった状況やストレスに立ち向かおうとしたり、危機に対して逃げるなど、不快に対して即座に反応をします。ですから、私は脳内危機管理センターと呼んでいます。

この神経の働きが強くなりすぎると、不快な神経をうまくコントロールできなくなり、うつ病やパニック症候群などを引き起こします。

セロトニン神経は緑色のイメージ

セロトニン神経は、これら2つの神経の働きをバランスよく落ち着かせる働きがあります。

舞い上がりもせず、不安にもならず、平常心を演出します。

心の色の変化

この3つの神経が互いに影響しあって、複雑に心の色が形成されると考えられます。

具体的にどんな色の変化をたどるのか一例をご紹介しましょう。

マラソン大会に出ることを想像してみてください。開始前は誰でも緊張があり、意欲のドーパミン神経の赤色と不安のノルアドレナリン神経の青色が入り交じって紫色です。

走るのはリズムの運動ですから、スタートして走りはじめると、気持ちが落ち着いてきて、セロトニン神経の緑色に変わります。

しばらく走っていると疲労が出てきます。疲労物質の乳酸はセロトニン神経の働きを弱めます。また、セロトニン神経の自己抑制機能が働くことでも、セロトニン神経の働きは弱まります。それまで抑えられていたドーパミン神経、ノルアドレナリン神経が少しずつ盛り返してきます。どちらの色が強く出るかは、レース展開次第です。

調子よく走っていれば赤色が強くなり、追い抜かれてばかりで気落ちしてくれば青色が強くなるでしょう。あきらめずに走り続けると青色と緑色の混合した深緑色で落ち着いた走りをするかもしれません。

レース展開が好転すれば、ドーパミン神経の赤色がセロトニン神経の緑色に混じって赤茶色に変化し、興奮しすぎることなく意欲的な走りをすることでしょう。

いずれにしてもレース終盤には緑色はほとんどなくなりそうです。

このように、心の動きはこの3つの神経の色が重なりあって複雑な色合いを見せてくれます。

真の幸福感とは

さて、ベストな心の状態とはどんな状態をいうのでしょう。それは、快と不快をコントロールできる状態ではないでしょうか。つまり、心のコントロールができる、もしくは心のバランスが取れると

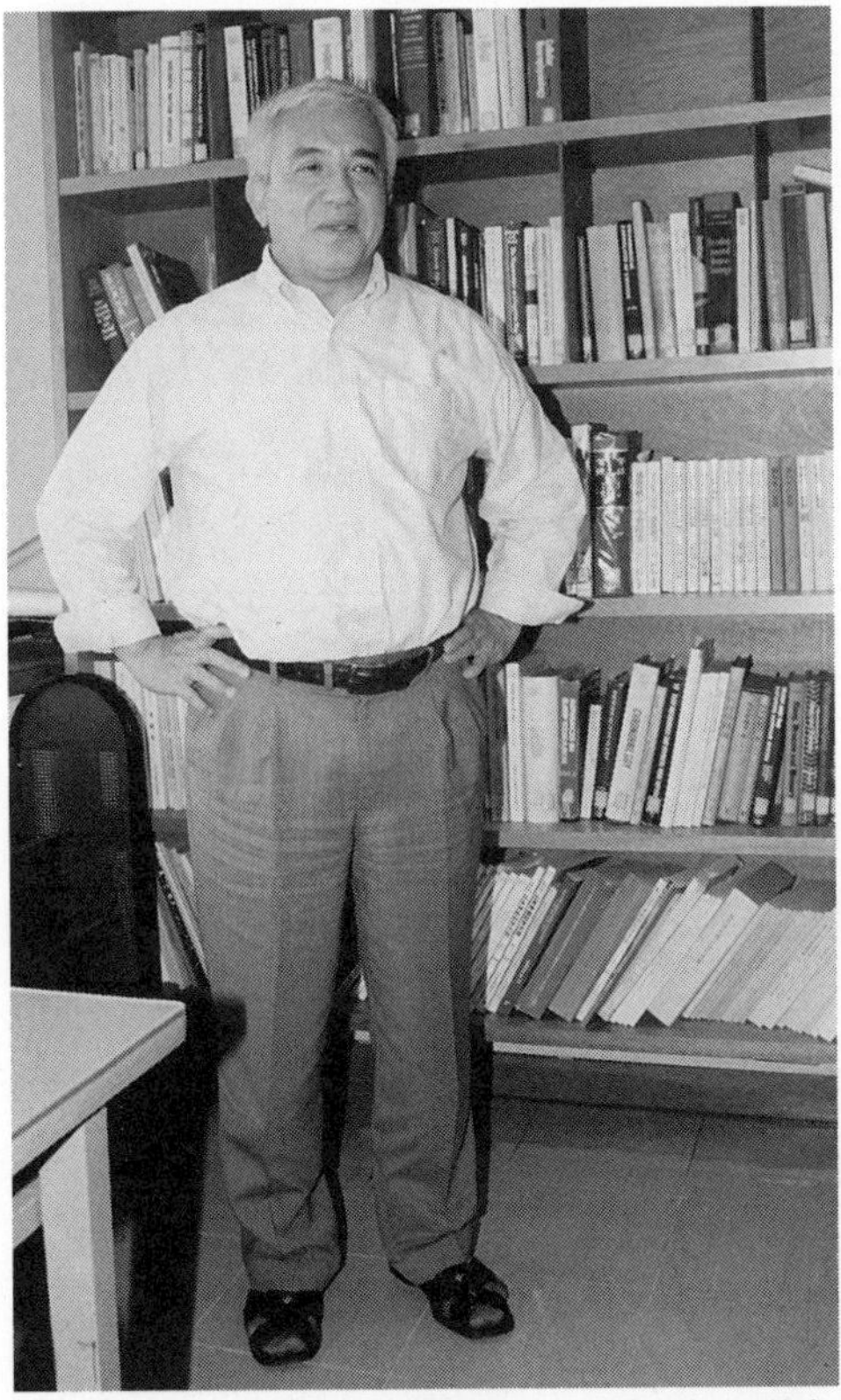

「ケータイやパソコンなどのITが健康に与える害も十分に注意する必要があります」と語る有田先生。

いうことです。勘違いしてほしくないのですが、ただ気持ちがいいだとか快に結びつけたものではありません。

もちろん、快に対応する欲望は否定するものではありません。しかし、欲望というのは自己制御できないものです。その欲望を適切にコントロールできるのはセロトニン神経だけです。欲望を適度に満たしながら、的確にコントロールできるというバランスが大事です。

不快に結びつくストレスにしても、全くなければいいということではありません。加わったストレスに対して、自分の手に負えなければ、そこから退避して別の形で処理できる、もしくは、戦ってそのストレスを克服できる、つまり、ストレスが適切に処理できるから幸せなのです。

欲望もストレスもある上で、きちんとコントロールできる状況を作れるのがセロトニン神経です。

また、この3つの神経の中で、鍛《きた》えることができるのはセロトニン神経だけです。そのセロトニン神経をうまく鍛えることができれば、私たちは真の幸福感を得ることができるのです。

幸せ脳を作るには、セロトニン神経を鍛えることなのです。

セロトニン神経を鍛える日常生活とは

セロトニン神経というのは、私たちの普段の生活の中で、絶えず刺激を受け、自律神経、筋肉、心などに影響します。その刺激とは、朝起きて日を浴びるということや、何気なくしている呼吸やご飯を食べるときの噛《か》む動作などリズミカルな動作です。

次に、セロトニン神経を鍛えるにはどうすればいいかを具体的に説明していきましょう。

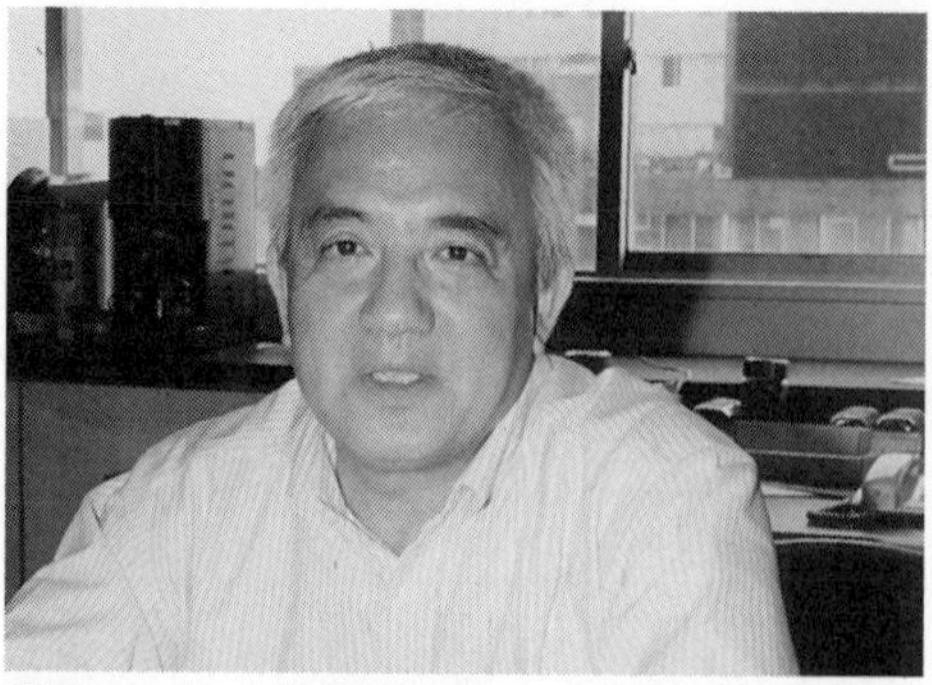

「誰でもセロトニン神経を鍛えることで幸せ脳をつくれます」と、有田先生は日常生活での刺激の大切さを説きます。

幸せ脳はこうしてつくられる

お日さまの光を浴びる

私たちが朝起きて日を浴びるとセロトニン神経の働きが活発になります。

セロトニン神経は目の網膜に光りの刺激を与えることで働きが活発になります。ですから、日にあたるのは必ずしも外でなくてもいいのです。カーテンを開け、室内に日の光を入れる方法でも十分セロトニン神経は活動レベルを上げます。逆に外に出たとしても、サングラスをかけているとセロトニン神経は活発に働きません。

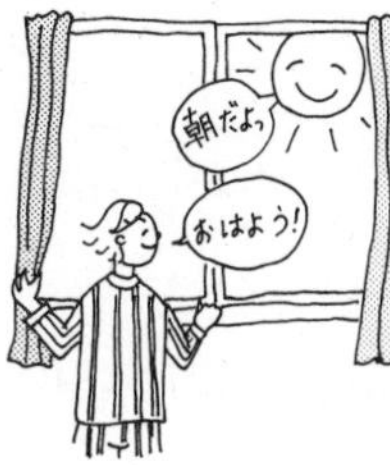

光の強さもポイント

セロトニン神経の働きを上げるには、光の照度が2500ルクス以上必要です。例えば晴れた日の日没1時間前の光は10000ルクスしかありません。曇りでも朝10時くらいの光は25000ルクス。電灯の光となると、せいぜい100～250ルクス程度です。

電灯の光ではセロトニン神経の活性は期待できません。また、照度は季節によっても変化します。夏は強いので短時間でも充分ですし、逆に冬は少し長めにあたるくらいがいいでしょう。

最適な時間は20～30分

お日さまを浴びる時間は、長くても1時間までに留《とど》めます。それ以上浴びていると、セロトニン神経に備わっている自己抑制機能が働き、かえってセロトニン神経の活動レベルを下げることになります。セロトニン神経が活発に働いているときの感覚は「スッキリ爽快」です。

もし、お日さまを浴びていて疲

労感、だるさなどを感じはじめたらセロトニン神経の自己抑制機能によって、働きが弱まってきた合図です。

ベストタイムは朝

日を浴びる時間は朝が一番です。セロトニン神経は寝ている状態から起きる状態にシフトする際に重要な働きをします。

セロトニン神経は私たちが目覚めると、脳や自律神経、筋肉などに働きかけ、心と身体を覚醒《かくせい》させます。この流れがスムーズにいけば1日が順調にスタートします。

最近は、紫外線の害も心配されますが、せいぜい30分くらいのことです。それほど気にすることはありませんが、春先や夏など紫外線が強くなる時期は、自分に合った紫外線のケアをし、上手に日を浴びてください。

リズム運動

セロトニン神経はリズム運動によって鍛えることができます。リズム運動とはある一定のリズムで筋肉の緊張と弛緩《しかん》を繰《く》り返す運動のことです。例えば、歩行や咀嚼《そしゃく》などです。私たちが生きていくために毎日無意識にしている基本的な動作で、リズムを意識した日常動作も含まれます。

リズム運動はセロトニン神経を鍛え、活動レベルを上げるのが目的です。適度であることが大切で、ムリをすると逆にセロトニン神経を弱らせる場合がありますので、頑張りすぎないでください。

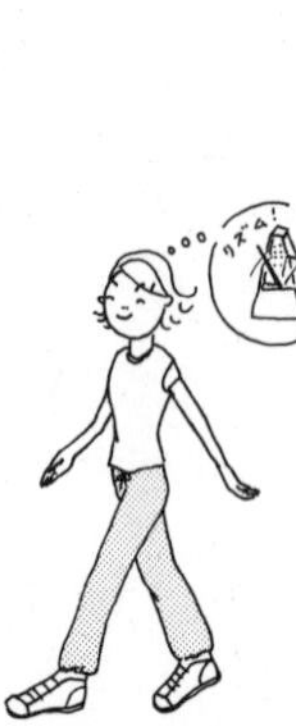

最適な時間は20~30分

運動を始めて5分くらいでセロトニン神経は活発に働き出します。最低5分は続けます。セロトニン神経の働きは、リズム運動を始めて20~30分くらいでピークに達し、それ以降は脳内に疲労物質が溜まりはじめ、かえってセロトニン神経を弱らせることになります。

軽く負荷をかけること、あれこれ変えないのがコツ

リズム運動は、1日のスムーズ

なスタートのために朝行うのがベストですが、一番の目的は毎日続けることです。自分の生活に合わせたベストな時間帯を探してみてください。

リズム運動で歩く場合、無意識になったり、あそこにきれいなお花があるな、というように意識が他にそれてしまうようだと効果が期待できません。何かをしながらというのも効果がありません。そのためにも軽く負荷をかけるのは、運動を意識しやすくするためのコツです。

リズム運動にはウォーキング、ジョギング、自転車こぎ、水泳、ハイキング、フラダンス、盆踊り、ドラムサークル、カラオケ、笑い、マッサージ、家事などがあります。

あれこれ変えるよりも、1つにしぼって続ける方が効果的です。自分が楽しめ、生活にムリなく取り入れられるものを選びましょう。新たに覚えるようなものは、不向きです。

腹筋を使った呼吸

腹筋の収縮を意識的に行って、肺から空気を出すことを積極的にする呼吸が腹筋呼吸です。腹筋呼吸では、吸うよりも吐《は》くことに重点をおきます。

腹筋を使い、肺の中の空気をしぼるようにして徹底的に吐き出します。吐き切ったと思ったところから、さらに少し吐き出すようなイメージです。吸うときの1・5倍から2倍くらいの時間をかけて息を吐きます。吐き切った反動で息を吸います。

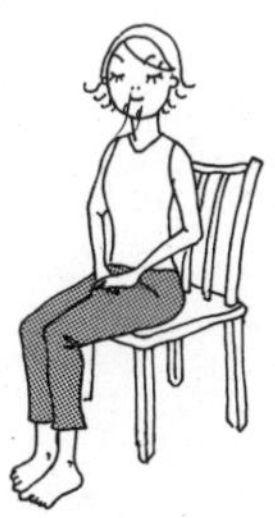

リズム運動と同様ですが、呼吸をしていることに意識を集中することがポイントです。あちらこちらに意識が飛んでしまうと、セロトニン神経は鍛えられません。

ベストな時間は20〜30分

腹筋呼吸も5分くらいしているとセロトニン神経の働きが活発になります。慣れないうちはムリをせず、徐々に時間を延ばしていき、30分程度が適当な時間です。

腹筋呼吸は一種の運動

私たちが毎日している呼吸では

セロトニン神経を鍛えることはできません。生きるための呼吸とセロトニン神経が鍛えられる呼吸とは違います。

セロトニン神経を鍛えるには、意識的に腹筋のリズミカルな収縮を行う必要があります。ですから、腹筋呼吸は一種の運動と捉えてください。腹筋というのは、意識的にしか収縮できないと考えるとわかりやすいでしょう。

セロトニンの材料は食事から

セロトニン神経が働くとセロトニン神経から脳内神経伝達物質セロトニンが分泌されます。セロトニン神経は、このセロトニンを分泌することで、脳の広範囲に影響を与えています。そのセロトニンの原料となるのは必須アミノ酸のひとつ、トリプトファンです。トリプトファンは体内では合成できないので、食事から摂《と》る必要があります。

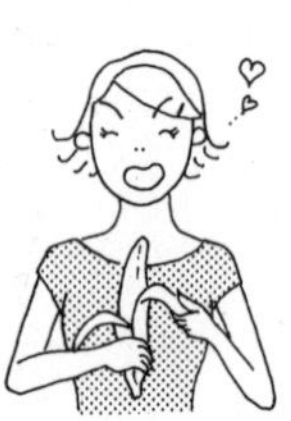

トリプトファンは、幸いなことに多くの食品に含まれているアミノ酸ですが、一番多く含まれているのがバナナです。大豆、納豆、豆腐などの豆類や豆製品にも多く、牛乳、チーズといった乳製品や卵にも豊富に含まれています。

セロトニンを効率よく作るのには、トリプトファンと共に、ビタミンB_6と炭水化物を一緒に摂るとよく、これらの栄養素を全て含んでいるのがバナナです。また、動物性たんぱく質がセロトニンの合成を妨げるため、効率を考えた場合、動物性のたんぱく質と一緒に摂らない方がいいようです。

トリプトファンを活かす

セロトニンの材料であるトリプトファンは多くの食品に含まれていますから、通常の食事をしている分には足りなくなることはありません。

しかし、偏《かたよ》らない食事でトリプトファンを摂っても、セロトニンを鍛えるための運動やお日さまを浴びるといったベースがなければ、トリプトファンは排泄《はいせつ》されてしまいます。トリプトファンを活かすためにも、リズム運動やお日さまを浴びることが不可欠です。

セロトニン神経の7つの効果

セロトニン神経は、脳全体の神経細胞に指令を送ることができます。言葉を話したり、身体を動かす機能がある神経の活動レベルそのものをコントロールし、主に、大脳皮質、自律神経、筋肉、痛み感覚、心に作用し、以下にあげるような効果をもたらします。

その1　仕事にやる気が出る

セロトニン神経が刺激を受け活動が活発になると大脳皮質が覚醒《かくせい》します。大脳皮質には意識レベルを調節する働きがあります。意識には、スッキリ、ぼんやり、イライラなどさまざまな状態があり、

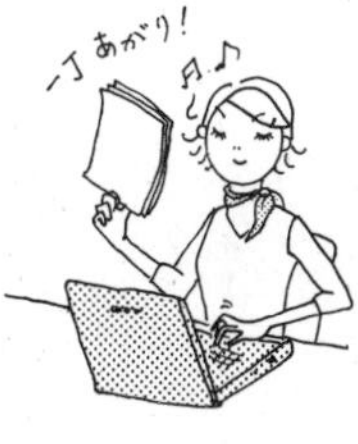

セロトニン神経が作り出すのはスッキリ爽快《そうかい》な意識の状態です。

私はこれを、クールな覚醒と呼びます。このクールな覚醒状態は、心が安定し、落ち着いた状態で、混乱もなく、何かうまくやれそうだ、やり遂げられそうだという感覚を意識している、準備が整った状態を作り出します。

その2　朝の寝起きをよくする

心臓機能、血圧、代謝、呼吸などを管理する自律神経は、交感神経と副交感神経という2つの神経で成り立っています。副交感神経は眠っているときに優位となり、交感神経は活動をしているときに優位になります。

この2つの神経は、互いにシーソーのようにバランスを保ちながら身体の調整をしています。

セロトニン神経が働いていると、朝目覚めたとき、適度に交感神経を緊張させ、身体の方をスタンバ

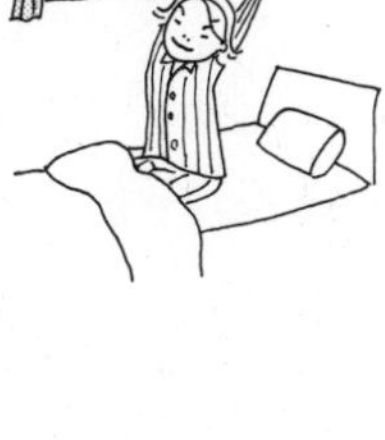

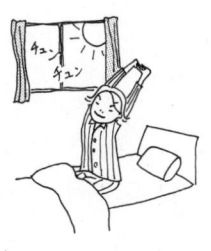

イの状態にしてくれます。寝起きが悪く、スッキリした朝が迎えられないというのは、この動きがうまくいっていないということです。

その3　若々しい顔つき、立ち姿

重力に対して姿勢を保つために働く抗《こう》重力筋という筋肉にも、セロトニン神経は働きかけます。この筋肉は、自分で動かそうと思って動くというよりも、起きていると自然に働く筋肉で、まっすぐな姿勢、いきいきとした表情などに関係します。

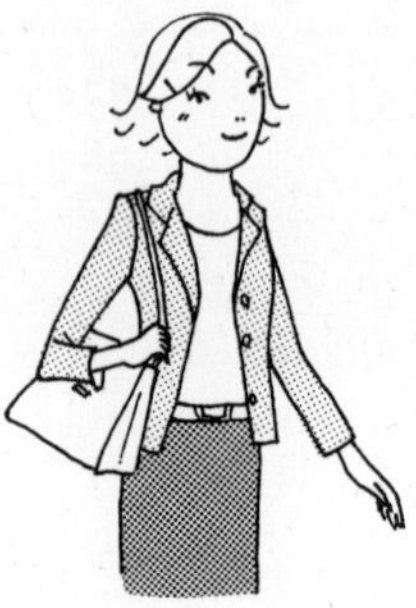

この筋肉の緊張が弱った状態は、授業中の居眠りを思い出してもらうとわかりますが、身体や表情が力なくだらんとします。セロトニン神経が働くことで、抗重力筋が働くと、姿勢もよく、首もスッと立ち、若々しい印象を与えます。

また顔は、抗重力筋が多い場所なので、この筋肉がしっかり働いていれば、目元がぱちっとし、はつらつとした元気爽快な顔つきになります。

その4　不定愁訴が消える

セロトニン神経の働きのひとつに鎮痛《ちんつう》作用があります。身体のある部位から痛みが発生すると、脊《せき》髄《ずい》ないし、脳の神経を介して、痛みを脳が認識するのですが、たいしたことのない痛みの場合、痛みの伝達経路の途中でセロトニン神経から分泌されたセロトニンがその痛みの伝達を抑えてしまいます。

ところが、セロトニン神経が弱ると、この働きがうまく作動せずに、ささいな痛みも過敏に訴えるようになります。いわゆる不定愁《ふていしゅう》訴《そ》などがその症状のひとつです。生理痛、歯痛、関節の痛みなどもそうです。

セロトニン神経が鍛えられれば、こうした状況がなくなるので、不定愁訴が消えるわけです。

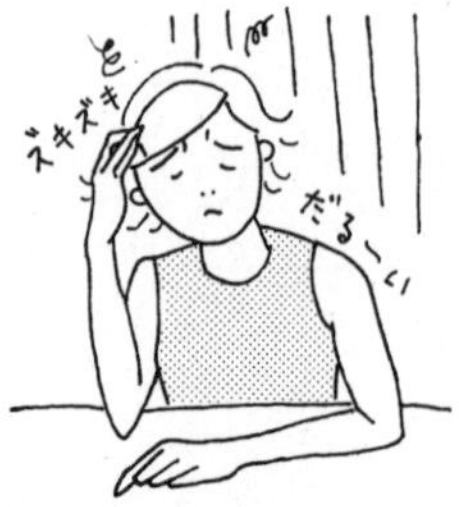

その5　心のバランスを保つ

私たちの心は絶えず変化をします。その変化そのものは悪いものではありませんが、もしそれに振り回されていると困ったことになります。

例えば、ストレスを、食べる、買いものする、人に話すなどで発散することがあります。これも過剰になれば依存症になる可能性がでてきます。セロトニン神経はそういったことにならないよう、心の三原色でお話したような心のバランスを調える作用をします。

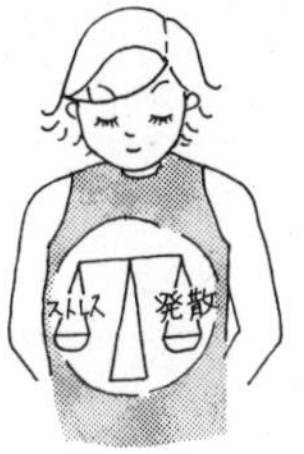

その6　欲望とストレスを越える

修行を積んだお坊さんは、楽しいことやいやなことに対し、即座に反応し、いやなことをいつまでも気にするようなことがありません。

同じように、セロトニン神経を鍛え続けること、特に腹筋呼吸をしっかり続けると、興奮にも落ち込みにもすぐに対処できる状態がつくれるようになります。それは、欲望やストレスを越え、「今」を生きることができるようになるともいえます。

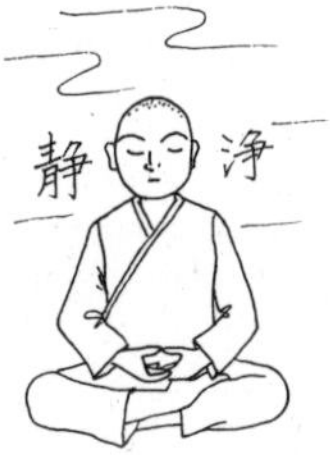

その7　幸せ脳がつくられる

セロトニン神経を鍛えていくと、一時的にセロトニン神経が弱った状態となります。これは継続することで解かれますが、途中でやめると元の状態に戻ってしまいます。

まずは心と身体の変化を実感するために3か月を目安に続け、次に、セロトニン神経が恒常的に高いレベルで安定すると考えられる3年を目指します。その後も生涯続けることで幸せ脳が出来上がっていきます。

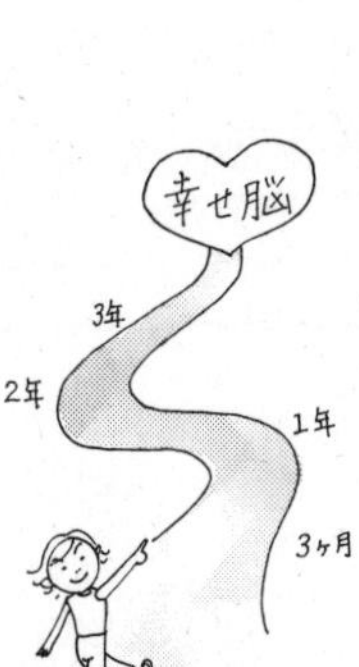

（取材／高橋利直　文／百名志保子）

脳を鍛えるとは？

ちまたで話題の脳の若返りや、脳のトレーニングといったことについて、有田先生の考えや、有田先生が心配されていることについて、さらにお聞きしました。

身体を使って働きかける

私たちの脳の中は、言語の世界と理性の世界が幅を利かせています。私たちの生きているこの世界も同様に言語の世界であり、分別理性にとらわれた世界ともいえます。私たちは、この言語脳である左脳中心で生き、また、その左脳中心の世界で、分別理性にとらわれて生きていることに疲れてきています。

お日さまを浴びることやリズム運動でセロトニンが充分働くと、その左脳の働きを抑えることができます。

テレビで盛んに紹介される脳のトレーニング法とは違い、私が提案している方法は、頭の中ではなく、身体に働きかけるものです。

呼吸法など身体に働きかけることで、自然に左脳が抑えられ、左脳の支配から解放され、分別理性にとらわれない選択をすることができるのです。

分別理性を捨てる

セロトニン神経は大脳皮質の覚醒《かくせい》を促します。それは、大脳皮質の働きをある程度抑えるということです。動きを抑えますが、寝ている状態とも違います。

例えれば、お坊さんたちがいうところの「無」の状態に近いといえるでしょう。「無」の状態とは、分別理性を捨てるということです。

呼吸法やガムを噛《か》むことで、分別理性が抑えられ、抑えられていた部分が解放され、大脳皮質が覚醒《かくせい》し、自律神経が整い、心がラクになり、筋肉はいい緊張を保つ、そういう働きがもたらされるのです。

これは右脳活性と呼ばれているものとは違います。そもそも、脳の働きの中では左脳が言語を司《つかさど》るという以外の右脳、左脳の働きについて科学的説明が明らかではありません。

セロトニン神経を鍛えるというのは、トレーニングそのものが目的ではありません。心も自律神経もバランスが取れるというのが前提にあって、本当の生活があるのだということです。準備体操としてセロトニン神経を鍛えるのであることを認識してトレーニングをしてみてください。

コミュニケーションの変化

共感する能力

私は、このIT社会において、共感する能力に問題が生じているのではと強く感じています。要因となっているのはコンピューターや、携帯電話でのコミュニケーションです。

両方共、非常に便利な機械ですが、私たちのコミュニケーションによくない影響を及ぼしているようです。

私たちがコミュニケーションをとる場合、言語を使いますが、言葉は音であって、声であって字です。この道具をうまく使ってコミュニケーションをしていますが、実は私たちのコミュニケーションは、それだけではありません。相手の目を見て、呼吸を感じ、相手の表情を見るというコミュニケーションを無意識にしているものです。

面と向かって話すとき、私たちは相手の呼吸の仕方やちょっとした表情によって、相手が何を感じているか察知しています。特に私たち日本人はそういう言葉だけではないコミュニケーションの能力を小さなときから養ってきているはずなのです。

ところが、携帯電話やパソコンでの文字だけのコミュニケーションの機会が増えることで、その感覚が失われつつあるのを感じます。

言葉の背後にある呼吸や表情が一切抜け落ちたコミュニケーションによって引き起こされる問題が、これからさらに増える心配があります。

心の時代

そういった面からも、今後、心の時代になることは間違いないと思います。健康は、身体だけの健康ではなく、心の健康が合わさってはじめて、本当に健康と呼べるのです。

年間3万人を越える自殺者、パニック症候群、うつ病の増加を見ても、心の健康が重要であることがわかります。これからは、身体の健康のために身体を動かす以上に、身体をうまく使って心に効かせることが大事になってきます。「身体を動かすとうつ病に効く」ということです。

また多くなったとはいえ、うつ病などの心の病気も、心の風邪というくらいに軽い症状の人が多いのです。生活習慣などによって少し心が病んでしまっているだけともいえます。ですから薬に頼る必要もなく、生活習慣を変える少しの工夫で必ずよくなります。

できる脳・仕事脳のつくり方

最新の科学が実証
ドリルもパズルもいらない

池谷裕二
（東京大学大学院薬学系研究科講師・薬学博士）

職場では煮詰まっているのに、
乗り物で移動しているとき、散歩中、トイレの中などで
よいアイデアが浮かぶことがあります。
脳がアイデアをつくり出すのは、脳がゆらいで
シーター波が出ているとき。
体が動いて脳がゆらげば、脳力も高まります。
「脳を支配するのは体である」「記憶力、やる気、
アイデアを引き出すには、まず動け」と指摘する
池谷先生に、最新の脳科学のお話と、
できる脳のつくり方についてお聞きしました。

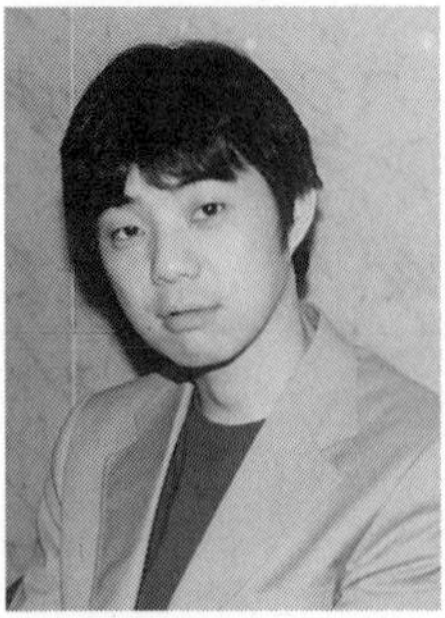

いけがや　ゆうじ
1970年、静岡県藤枝市生まれ。1998年、海馬の研究により、東京大学大学院薬学系研究科で薬学博士号を取得。薬学博士。コロンビア大学・生物学講座博士研究員を経て、東京大学大学院薬学系研究科講師。著書に『海馬』（糸井重里氏との共著、朝日出版社）、『記憶力を強くする』（講談社）、『脳はなにかと言い訳する』（祥伝社）などがある。

脳は体に支配されている

体を鍛えることで脳は活性化する

「目の前にある仕事に集中できない」「一生懸命にやっているのに上司や得意先に満足してもらえるような企画ができない」「頭の中が煮詰まってよいアイデアが出ない」などと悩んでいる人や、「あの人にはいい発想がどんどん出るのに、私はだめ」などと、ライバルと自分を比較して落ち込んでいる人も多いのでは？

そんなとき、「やっぱり頭が悪いんだ」「創造力がないから、やっても無駄《むだ》」とあきらめる必要はありません。ちょっと行動を変えてみるだけで、意外なほど発想やアイデアが生まれたり、記憶力がよくなったり、集中力、やる気が出てくるものです。

「あなたは、脳と体のどちらが重要ですか？」と聞かれたら、どう答えますか？

「脳が重要に決まっている」という方が、きっと多いことでしょう。

脳科学者がこんなことを言ってよいかどうか分かりませんが、そういう方には、「脳はそんなに重要ですか？」と、逆にお聞きしたいですね。

私たち人間は環境と相互作用することで生きています。ここを触ったら冷たい、こちらを触ったら熱い、痛いとか、人から話を聞いたり、音波や光をキャッチしたり、風を感じたり、あるいは何か持ち上げるなども全て環境との相互作用で、私たちは環境との接点の中で生きています。

でも、脳は頭蓋骨《ずがいこつ》の中に入っているので、環境との接点がありません。結局、何かをするときはいつも体が主体です。脳は、体を通してしか環境を知り得ませんし、体を通してしか作用し得ません。つまり、脳が体に作用するのではなく、体が脳に作用するのです。本当は体が重要だということを、忘れられているような気がします。

ですから、脳を鍛《きた》えるのではなく、体を鍛えるのだと私は思っています。

人間の意志はどこからくるのか?

さて、「人間の体は脳に支配されている。体は脳の指令にしたがって動かされている」と多くの人が考えているようですが、実際はどうなのでしょうか。脳には思い通りに体を動かす自由意志（自分の思い通りにしようということ）があるでしょうか。

ベンジャミン・リベットというアメリカの神経生理学者が行った、脳に自由意志があるかどうかを調べる実験があります。

人を椅子《いす》に座らせて落ち着かせ、脳波を測りながら、手にボタンを握らせて好きなときにボタンを押してもらいます。好きなときにボタンを押すというのは、その人の自由意志から起きる行為です。この実験から驚くべき結果がでてきました。

つまり、脳の運動野といわれる体を動かす領域では、脳がボタンを「押したい」と思ったとき（意志が生まれたとき）にはすでに手の運動プログラムが始動し、十分に押す準備を始めていました。「押したい」という意志は、いったい何なのでしょうか?

「意識とは飾りではないか」という人もいます。脳が勝手に準備して、体が動いてボタンを押してしまうのです。

そこで、体が勝手に動くのはまずいだろうということで、意識が存在することにしているのです。脳は意志とは関係なく、勝手に体に指令を送る準備をしていますが、もう一つ、脳はそれ以外に、意識も生み出し

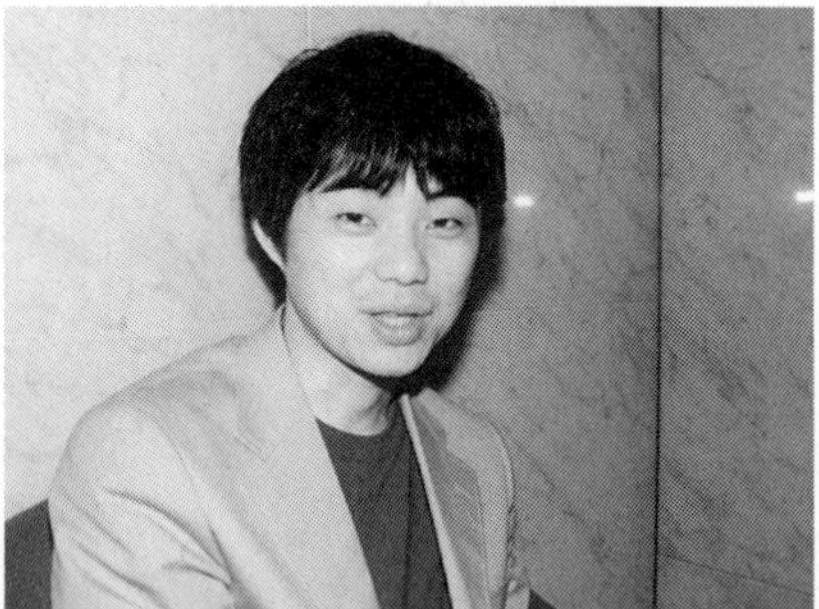

「脳は体に支配されている」と語る池谷先生。

ていて、あたかも自分の意志で動かしたかのように勘違いするために、あるいは自分を納得させるために、意識が存在しているというふうに解釈されています。

ですから、脳に自由意志は存在していません。「脳が自ら自由な意志で何かをする」という考えは間違っています。

人の行動は、すべてが〝ゆらぎ〟で決まる

細胞数が少ないことから、発生観察の材料として19世紀から研究につかわれている回虫などと同類の寄生虫の1種、線虫《せんちゅう》の話をします。

線虫を棒でつつくと、泳いで逃げます。一方、体をくねらせて棒を避《さ》けることもあります。この線虫の動きを見て、どうも線虫は2つの逃げ方を選択しているようだと思われ、これは自由意志ではないかと考えたわけです。

人間にあるような、自由な意志決定の原型の分かりやすい単純なパターンが線虫にあるのではないかと思われてきました。

ある研究所が、線虫の脳細胞を1個1個しらみつぶしに調べたところ、ある特定の細胞が泳いで逃げるか、体をくねらせて逃げるかを決めていることが分かったのです。

神経細胞は全部電気信号によって活動がコントロールされています。細胞の膜《まく》に電気がたまっていて、その電気を放電して信号が発信されますが、膜に電気がたまっているときと、たまっていないときができます。すると、そこに〝ゆらぎ〟が発生します。

この〝ゆらぎ〟が重要なキーワードとなると、私は考えます。

線虫が棒でつつかれたときに、たまたまその細胞膜に電気が大量にたまっていたときに泳いで逃げます。そうでないとき（電気がたまっていないとき）に体をくねらせて逃げます。それだけでした。その二つの動きを見て、人間は線虫に自由意志があると判断していたのです。

このように、人間の行動も、ほとんどすべてが〝ゆらぎ〟で決まっているのではないかと思います。

脳がゆらぐから、やる気、アイデアが出る

人の行動の選択に理由はない

例えば、コイントスのように裏と表を当てるゲームがありますが、ほとんど直観で答えます。その直観とは何でしょうか？　それを突き詰めていくと、人間の行動の選択には、実は理由がないのです。

脳はいつでもゆらいでいます。あるゆらぎの瞬間に、「表か？　裏か？」と聞かれて「裏」と答えてしまっただけのことで、別のゆらぎの瞬間に、「表か？　裏か？」と聞かれたら「表」と答えるかもしれません。ですから、その表か裏かの選択には、全然根拠がありません。ジャンケンも同じです。

２００６年の4月の『ネイチャー・ニューサイエンス』という脳科学のトップ雑誌に、面白い記事が出ていました。

簡単な単語試験ですが、「コップ」「タオル」「イス」「机」「人」など、簡単な単語を見せてから30分後ぐらいに、「コップ」の絵が描いてあるカードを見せて、「さっきの単語リストにありましたか？　なかったですか？」と聞きます。リストには単語がたくさんありますから、半分くらいは間違えますが、覚えていられるものと、覚えていられないものがあります。

記憶は、見たときの脳のゆらぎで決まる

ではなぜ、覚えていられるものと、覚えていられないものができるのでしょうか？　調べていきましたら、これもまた、これまでの常識を覆《くつがえ》すようなことが分かりました。正解するとき（単語を見せられて、覚えていられたとき）と、間違ったとき（覚えていられなかったとき）は、脳の状態が単語を見せられるときに、すでに違っていたのです。

これは集中力がある、ないという問題ではありませ

ん。答えられた（覚えていられた）単語は、脳の状態がちょうどよいゆらぎのときに見せられただけのことでした。つまり、パッと見せられただけの単語を覚えていられるのは、そのとき、脳がちょうどよくゆらいでいたからなのです。

この実験をやっている研究者は、被験者の脳のゆらぎの状態で、今見せれば正解する、今見せれば間違える、と分かるのです。単語を見せる前に、「あなたは間違う」と言えるのです。ですから、試験なども、脳のゆらぎで結果が決まっているということになります。また、人間は脳のゆらぎによって活かされているということにもなります。

自然に生まれた殺意を「自由否定」で止める

連日のごとく、殺人、盗み、痴漢であるとか、さまざまな事件がテレビや新聞で報道されています。しかし、人間に自由意志がなければ、犯行を犯す意志（犯意）がなかったということで、裁判で容疑者を裁くことができるのか？　という疑問が出てきます。勝手に脳がゆらいで、勝手に体が動いて、殺しただけという見解も成り立ちますから、自由意志（犯意）がなかったともいえるわけです。これは、アメリカの裁判で実際に問題になりましたが、結果は有罪になり、裁かれました。なぜ裁けるのでしょうか？

先ほど、ボタンを押す実験の話をしましたが、脳の運動野《うんどうや》で手の運動プログラムが始動して1秒後に、ボタンを押したくなって、脳が実際に体（手）に指令を送りますが、指令を送るまでには0・3秒くらいの時間があります。その0・3秒間というのは、いわば猶《ゆう》予《よ》期間で、私たちはその間にボタンを押すのを止めることができます。つまり、その間に指令をキャンセルすることができるのです。

私たちには自由意志はないけれども、自由に行動を止めることができるのです。これを脳科学者は、自由意志ではなくて、「自由否定」といいます。

ですから、人を殺す準備ができ、殺意が生まれて、人を刺したくなった、殺したくなったとします。そういうふうに体が準備してしまっても、そこで刺すことを自由否定して、刺すのをやめることができるのです。

そこに倫理観やその人の過去の経験や考え方などが入ってくると思うのです。脳のゆらぎで自然に殺意が生まれることもありますが、そこで、殺すか、殺さないかはその人の意志ですから、裁けるのです。

子どもは「自由否定」がへた

子どもは、けんかして、思いきり殴《なぐ》ってしまったり、「おじちゃんハゲてるね」とか言ってしまったりします。大人になるにつれて、自由否定がうまくできるようになり、行動を止められるようになります。子どもは自由否定がへたです。自由否定には、その人の過去の経験や倫理観が影響し、「その行動はしてはいけない」と否定が働き、問題ない場合に「してもよい」と判断するのです。子どもはまだ、大人が得てきた経験や倫理観が十分に備わっていないのです。

人が、あることを言おうとするとき、ひとつのことを表現しようとするときには、いっぱい単語が浮かんできたり、いろんな表現の仕方が浮かんできます。そして、その中からひとつの単語（言葉）や行動を選択します。その単語や行為は脳が勝手につくり出したもの（自然に浮かび上がってきたもの）です。そこで自由否定が働き、言ってはいけない単語（言葉）、してはいけない行動が否定（キャンセル）され、大丈夫だろうと思われる言葉や行動が選択されるのです。

アイデアはひねり出すものではない

会社で、よく上司などから、「アイデアを頭からひねり出してこい」などと叱咤《しった》されることもありますね。ただ、「アイデアをひねる」といいますが、アイデアは基本的に「ひねり出す」ものではありません。なぜかというと、脳はゆらぐことしかできません。アイデアはひねりだすものではなく、脳が勝手にゆらいでつくり出すものなのです。

私たちは、脳が勝手につくり出すさまざまなアイデアを、「これはだめ」「これは企画に通りそうもない」などと自由否定したり、「このアイデアはいいねえ」などと、自由否定の枠から外れたアイデアを選択しているのです。

つまり、脳がゆらいでいるからたくさんのアイデアが出てくるのであって、脳がゆらがなかったらアイデアは出てきません。私たちにできることは、脳がゆらいで出てきたアイデアを取捨選択することであって、アイデアをひねり出すということは、脳が自発的に、勝手にやっていることだけです。ですから自分ではひねり出すことはできないのです。

机の前でじっとするよりまず、体を動かす

脳は自然にゆらいでいますが、脳が最もゆらぐのは、今まで行ったことのない初めての（新しい）場所に行ったときです。その瞬間、脳はものすごくゆらぎます。しかし、じっとして動かないでいるとだんだんゆらがなくなります。

動くと脳がゆらぐ。例えば、机の前でイスに座ってじっとしているより、歩いているときや電車に乗っているときなどにアイデアは生まれます。なぜかというと、体が動いて、その刺激が脳に入って脳がゆらぐからです。そういうときに、ふとアイデアが浮かびます。

じっとしているときにアイデアを絞り出すのは無理で、「アイデアを絞る」という考え方自体がおかしいのです。

出そうと思っても、やる気は出ない

よく、「やる気が出ない」といいますが、やる気なんて、出そうと思っても出るものではありません。

例えば、研究論文や与えられた課題を文章で提出する必要があるときに、書く気がしないこともありますね。でも、1回書き始めてみると、集中力が高まって気づいたらけっこう書いていたということもあります。

また、「掃除《そうじ》なんてやりたくないな」と嫌々ながら部屋の掃除を始めたのに、やっているうちにだんだんお掃除モードになって、気づいたら部屋がすっかりきれいになったということもあります。まさに体を動かすことで脳がゆらいで、無意識のうちに「やる気」のある状態がつくられていくのです。

それを、心理学用語では「作業効果」と言います。ですから、すべて体が主体なのです。

歳をとっても、脳は衰えない

体が元気だと脳もゆらぐ

リハビリの先生と話すと、「リハビリは若い人ほど回復が早い」といわれますね。例え脳に大きな障害があったとしても、若い人のほう回復が早く、高齢になるとかなり厳しいものがあります。

昔の考え方では、それは神経が衰えていて、再生能力が下がったからだといわれるのですが、今の考えは違って、脳の再生能力は歳をとっていても若くても同じで、体が違うからなのです。

若い人のほうが体がよく動きます。同じように1時間のリハビリをしたとしても、体が動く分、若い人のほうが脳にたくさんの刺激が行きます。脳に刺激が行けば、それだけ脳がゆらぎます。それで、同じ期間だけリハビリしても若い人のほうが回復が早いのです。

野球の元巨人軍監督で、アテネオリンピック日本代表監督だった長嶋茂雄さんが脳梗塞《のうこうそく》になりました。かなりの重症で、普通の人ではとても退院できないといわれていましたが、短期間で見事にカムバックされています。長島さんの場合は、体が年齢ほど衰えていませんでした。脳梗塞で倒れる直前まで、ノックをされていました。リハビリ段階で体がよく動き、脳に刺激はたくさんいって、脳がゆらいで活性化したのです。

あれほど体が動けばリハビリもうまくいくということで、勇気を与えてくれました。そういう意味で、体が本当に大切なのです。日頃から体を鍛えておくことが脳を鍛えることにもつながるのです。

脳は思い込みが強く、マンネリ化しやすい

脳は思いこみが強いところがあります。これをひと言でいうと、マンネリ化しやすいということです。マンネリ化するということは重要なことです。

例えば、ここに水があります。水は透明な液体で、不思議なものですね。私は初めて水を見たときのことは覚えておりませんが、たぶん、小さな頃に初めて水を見たら驚くはずですね。すごいものがこの世の中にあると。

でも、これを2回、3回、10回、100回と見ているうちに、マンネリ化して、水というのはこういうものだと当たり前になってきます。ところが、マンネリ化しなくて、毎回水を見てすごいなと驚いていたら生活に差し支えますね。見たものをいちいち考えないで、「知っている」ということでフタをしてしまう行為は、絶対に必要です。

脳によいシーター波とは?

ところで、マンネリ化しているときと、マンネリ化していないときで、出ている脳波が違います。

脳波というと、アルファ波、ベーター波がよく知られていますが、シーター波はあまり話題になりません。アルファ波、ベーター波は脳によいといわれますが、脳科学、大脳生理学ではあまり重要視されていませんし、メカニズムもよく分かっていません。しかし、シーター波は脳によいことが分かっています。

シーター波は脳の内側の海馬《かいば》(神経細胞が集まっていて、脳に入ってきた情報の取捨選択をする部分)から出る脳波で、1秒間に5回ぐらい揺れています。

シーター波はどういうときに出るのでしょうか。ネズミの実験では、シーター波はネズミが歩いているときなどに出ますが、同じ歩くのでも、いつもと違う場所、新しい場所で、何かに出会って「なんだろう、こ

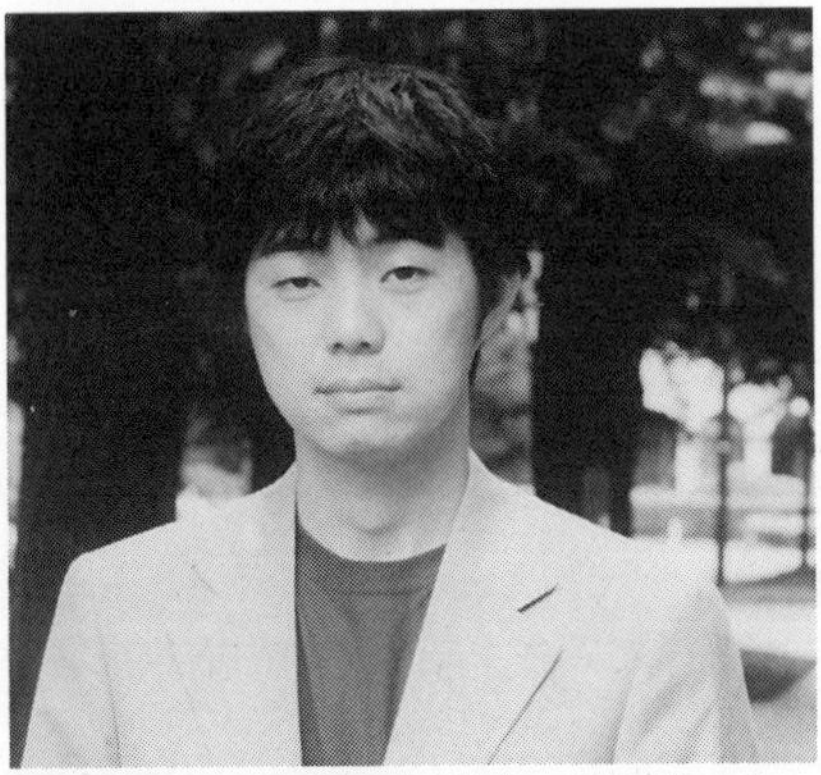
「長嶋茂雄さんは体が動いたからリハビリがうまくいった」と、池谷先生は体の大切さを説きます。

れ?」とか「おもしろい!」と、何かに興味を向けているときによく出ます。

ですから、シータ一波を見ていると、そのネズミが、いかに外に対して興味を持っているかが分かります。ネズミは迷路を解く能力がありますが、シータ一波が多いときは成績が高く、シータ一波が少ないと成績が低いことが分かっています。

シータ一波が出れば記憶力はよくなる

ウサギを使った海馬《かいば》の能力(記憶力)を測る試験によると、シータ一波が出ているときは、歳をとっているウサギでも、若いウサギと同じくらいよく覚えられる(記憶力がよい)ということです。

よく、「脳は衰える」といいますが、先ほどのリハビリの話といっしょで、「脳は衰えない」のです。では、何が違うかというと、シータ一波が出ているかいないかです。シータ一波は外に向かって興味を持っているとき、集中しているとき、何かを探し出そうという好奇心を持っているとき、夢中になっているときなどに出ます。つまり、マンネリ化していないときです。

そういうときには、海馬の状態は歳をとっていても若いときと同じままです。結局、脳は衰えません。問題は、ものごとに興味がなくなったり、面白みを感じなくなってしまうことです。

私の母親は60歳で、「何か記憶力が衰えちゃってね」なんてよく言いますが、ガーデニングをやっていて、趣味が花です。そして、私が帰省するたびに花が増えています。で、「この花は何?」と聞くと、私ではとても覚えられないような横文字の長い名前がスラスラと出てきます。「記憶力が衰えた」といいながら、好きなものはいくらでも覚えられるのです。そのわけは、やはりシータ一波です。好きなことをして、脳からシータ一波を出してものを眺《なが》めたときが、最もよく覚えられるのです。

最近まで流行だった韓流《はんりゅう》スターの名前を、おばさま方はよく覚えています。ふだん「記憶力が衰えた」といっていますが、やはり好きなものは覚えられるのですね。つまり、シータ一波を出す環境を整えると、よく覚えられるというわけです。

場所を移せば（変えれば）シーター波が出る

詰まったら、場所を変えて考えてみる

人が瞑想《めいそう》しているなど特殊な境地のときはシーター波とガンマー波が出ます。シーター波とガンマー波が出るのは体によい状態だといわれていて、深い瞑想状態に入るチベットの僧などが、シーター波とガンマー波を出すのがうまいといわれます。

身近なところではヨーガなどの特殊な訓練で出ますが、日常生活で最も手っ取り早くシーター波を出す方法は、場所を動く、場所を変えることです。例えば、企画書を考えなくてはいけない、研究のアイデアを出さなくてはいけないときに、じっと机の前に座っていると、逆にだんだんシーター波が出なくなります。

シーター波を出すには、場所を動く（場所を変える）ことですから、オフィスの自分のデスクの前とは全然違う雰囲気・環境の喫茶店に行ってやる、トイレに行ってやる、空いた会議室で独りでやるとかするといいでしょう。単純に、座っている場所を、ここからそちらに移すだけでいいのです。そして、しばらくしたら、また場所を変えてやれば海馬が活動してシーター波が出るのです。

こうしたことは、ふだんでも煮詰まったときに気分転換のような形でやっています。それが脳科学的にみてもいいことが分かっています。仕事のできない人は、煮詰まると考えることをやめてしまいますね。思考をやめてしまうのが一番だめです。煮詰まったら、トイレや別の会議室などに行って考えることです。

脳のいいゆらぎを出すには旅行が最適

ゆらぎにも、いいゆらぎと悪いゆらぎがありますが、シーター波はいいゆらぎだと思います。脳のいいゆらぎをつくり出すには旅、旅行をすることです。

旅行は場所が変わるから海馬が活動してシーター波が出ます。例えば、関東から関西に行っただけで、すごく習慣が変わります。エスカレーターに乗ると、東京では左側に立ち右側を空けますが、関西では右側に立ち左側を空けます。今まで、当たり前のように左側に立っていたのが逆だったりします。このように、国内旅行でちょっと場所が変わっただけでもマンネリ化を崩してくれて、脳からシーター波が出ます。

電車、自動車に乗るより自分の足で歩く

あるところに、①自分の足で歩いて行ったとき、②自動車に乗って自分で運転して行ったとき、③自動車に乗せてもらって行ったときでは、①の自分で歩いて行ったときのほうがシーター波がよく出ます。電車で移動してもシーター波は出ますが、ひとつ前で電車を降りて歩くとさらにいいでしょう。

犬を連れて散歩をしていてもシーター波が出ますが、いつも同じところへ行くのでは出にくくなりますので、散歩のコースを変えてみる、反対向きに歩いてみる、時間帯を変えてみるなどの工夫をするといいですね。

また、散歩の時間が1時間違うだけで風景が違います。いつも朝6時に散歩している人が、5時に散歩したり、7時に散歩すると雰囲気が全く違って、シーター波がよく出るようになります。

常にシーター波を出して脳の働きを活発にし、発想力や創造力、集中力を高めて仕事や生活の質をアップさせたい人は、日常生活でのマンネリ化を避けることが大事です。マンネリ化を打破することで仕事脳も高まります。

（取材／高橋利直　文／矢崎栄司）

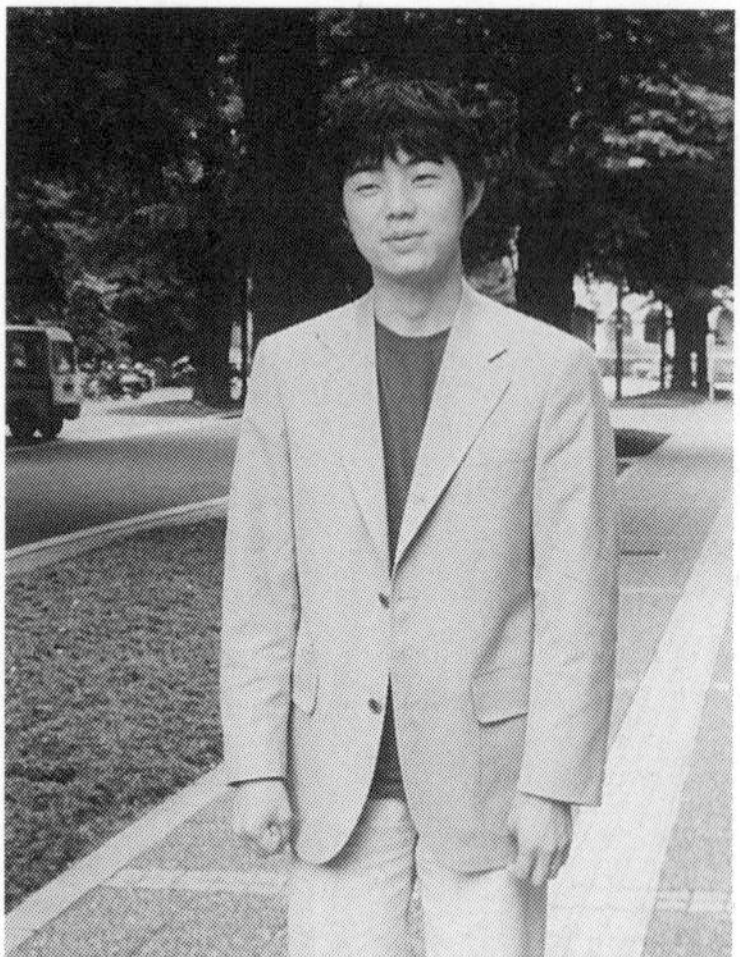
「場所を変えて、シーター派を出すことが仕事脳をつくる秘訣」と、池谷先生。

「結晶知能」を高めて豊かで楽しく!

歳をとっても脳力はどんどん伸びる!!

佐藤眞一（明治学院大学心理学部教授）

物忘れがひどくなってきた、よく知っているのに名前が出てこない、計算が遅くなった……。

誰でも中高年になれば、歳とともに落ちていく脳の力に、小さな恐怖や諦めを感じることでしょう。

確かに、計算能力や記憶力は落ちていきますが、それは脳の力のほんの一部にすぎません。逆に、歳とともに伸びていく脳力もあるのです。

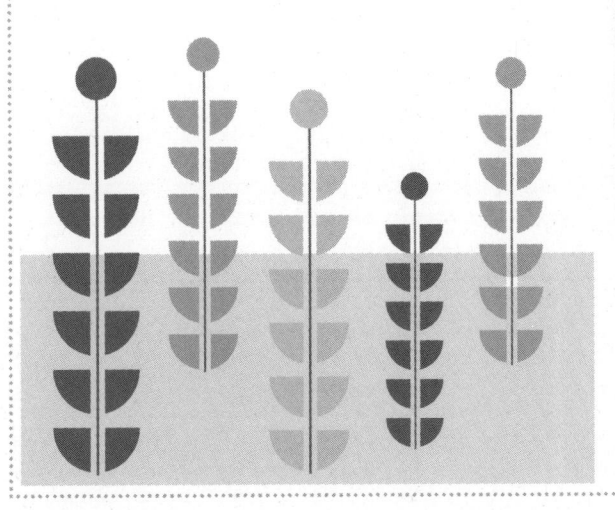

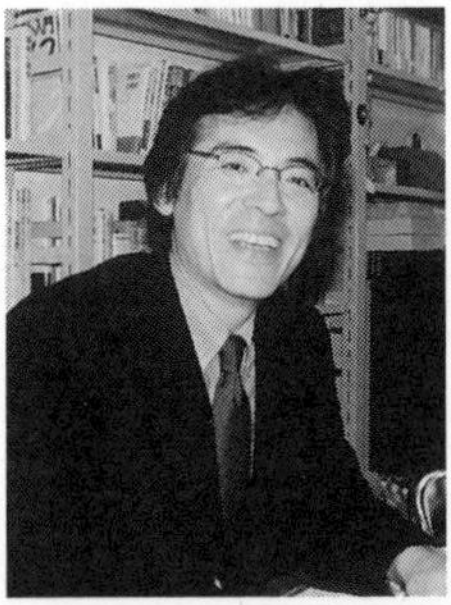

さとう　しんいち
早稲田大学大学院文学研究科博士後期課程、東京都老人総合研究所研究員を経て、明治学院大学心理学部教授。医学博士。生涯発達心理学をテーマに、定年から超高齢者・百寿者まで老年期全般ついての研究に取り組む。専門は生涯発達心理学、老年心理学。
著書に「『結晶知能』革命」（小学館）、共編著に「高齢者の心理がわかるQ&A」（中央法規）「介護カウンセリングの事例」（一橋出版）などがある。

「結晶知能」で50歳からでも脳力は伸びる［理論編］

人間にはふたつの脳力がある

年齢とともに記憶力や計算能力が落ちてくると、ほとんどの中高年は脳の衰《おとろ》えを感じて「そのうちボケてしまうのでは……」と不安を感じます。しかし、だからといって自分の知的能力が、会社の部下や若い世代よりも劣っているとは思っていないはずです。事実、仕事をこなしたり、家庭生活を送る中では何の問題もないでしょう。

成人の知能の研究は、第一次大戦に新兵を採用するときにアメリカで行われた知能テストがきっかけでした。多くの兵士の中から将校にふさわしい能力の高い人を知能テストで選ぼうとしたのですが、テスト結果は、知能は20代でピークになり、30代になると下降していき、中年期以降は急速に衰えることを示していました。戦略を立てたり、部下をまとめるなど、明らかに有能な中高年よりも、さほど有能とは思えない若者の方が知能が高いという結果が出てしまったのです。

この結果を見た研究者は、測定した知能テストそのものに欠陥があることに気づきました。そして、研究を進めるうちに、脳にはふたつの知能があることがわかってきたのです。

ひとつは「流動知能」と呼ばれ、記憶力や計算力（情報処理の速度）、図形の理解力、直感力などの脳力です。20代にピークになり、それ以降は衰えていきますから、中高年者が小学生にも勝てないこともありえます。

もうひとつの脳力は「結晶知能」と呼ばれ、洞察力や判断力、理解力、内省力《ないせい》、コミュニケーション能力、社会的適応力など、深い思考と経験的な知識によって培《つちか》われていくものです。脳の成長に伴って高まり、成長の終了とともに発達を終えてしまう流動知能に対して、結晶知能は脳の成長の終了後も学習によって、経験に伴って発達を続ける知能なのです。

しかも、最近の研究では、70歳、80歳、あるいはそれ以上になっても結晶知能が低下しない人がいることもわかってきました。

高齢化社会の脳力とは？

現在、脳の衰《おとろ》えを防ぐためのトレーニングの対象になっているのは流動知能であり、結晶知能についてはほとんど言及されません。それは流動知能はコンピュータでいう性能の違いを調べるのと同じように調べられるのですが、結晶知能はそう簡単には調べられないからです。また、中高年になってからどんなに流動知能を鍛《きた》えても、記憶力や計算のスピードを若者並みに高めるのは非常に困難です。

どんな能力も使わなければ衰えるので、やらないよりはやったほうがいいと思いますが、中高年に求められている知能は若者に求められている知能とは違うはずです。同じ時間をかけるのであれば、中高年向きの知能（結晶知能）を高めることに時間をかけた方が良いのではないでしょうか。

最近、脳力アップが話題になるのは、高齢化社会に向けての「老いの不安」が背景にあるからでしょう。いつまでも若いことはいいことですが、歳をとることを否定するのではなく、人は一生の最期に元気でいられない時期が来ることをきちんと受け止めるべきです。そのときに、みんなが結晶知能をきちんと評価していれば、単に「衰えた人」ではなく、歳はとっても〝一人の人間〟として見つめられることでしょう。なぜなら、結晶知能は知恵と叡智《えいち》の基であり、大人の知恵そのものだからです。

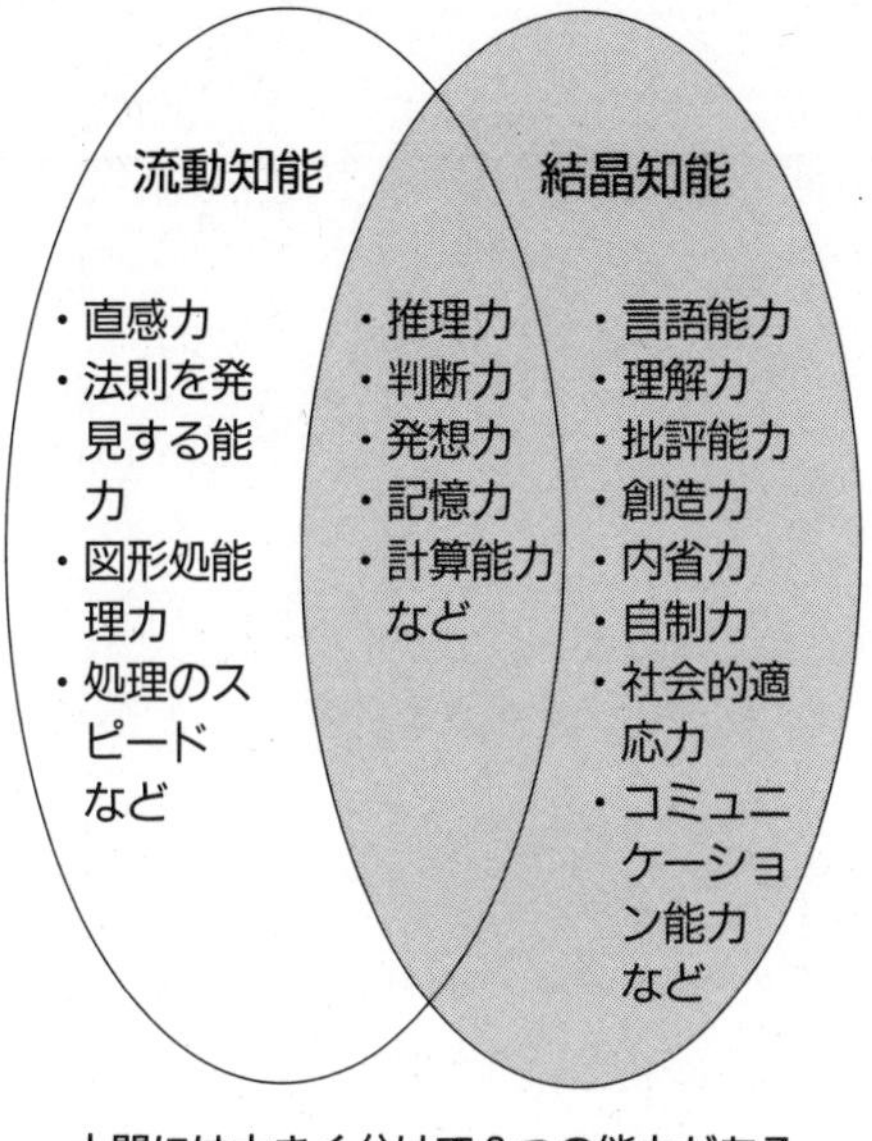

人間には大きく分けて２つの能力がある

脳力アップ生活習慣チェック!

- □ 新製品が出るとチェックする
- □ 若者の発言に啓発されることが多い
- □ 新しく知った言葉は使うようにしている
- □ 行列があると気になる
- □ 話題のテレビやドラマはとりあえず見てみる
- □ 電車に乗ると、吊り広告を必ず見る
- □ イベントにはよく参加する方である
- □ 新しく知ったことや本の感想などを人によく話す
- □ 習い事をしている
- □ 新聞のコラムや文化欄が好きだ
- □ 手帳にメモをする習慣がある
- □ 知らない街を歩くのが好きだ
- □ 1週間に一度以上、本屋に寄る
- □ 友だちと政治や経済の話をすることが多い
- □ うんちくが好き
- □ 事典や辞書をよく引く
- □ 歴史好きである
- □ ニュース解説に興味がある
- □ 美術館や博物館が好きだ
- □ 長年読み続けている雑誌がある
- □ 旅や食べ歩きの番組を見ると行ってみたくなる
- □ 外国語を勉強するのが好きだ
- □ 文章を書くことが多い
- □ 教養書や新書をよく読む
- □ 外国の風俗を知るのが好きである
- □ 宴会や同窓会などの幹事をよく引き受ける

脳力アップ生活習慣チェック結果

21以上チェックが付いた人は……

あなたは、結晶知能が高まりやすい生活習慣をしています。さらにちょっとした工夫をすることで、より高いレベルの目標に到達できるでしょう。

16〜20のチェックの人は……

あと一歩で結晶知能が高まりやすい生活習慣が身に付きます。51ページからの「結晶知能を高める10の方法」のうち、自分に足りないと思われることを実践してください。

15以下の人は……

残念ながら、今のままでは、結晶知能が高まりやすい生活習慣をしているとは言えません。今日からでも51ページからの「結晶知能を高める10の方法」を実践してみてください。無理なく結晶知能が高まっていきます。

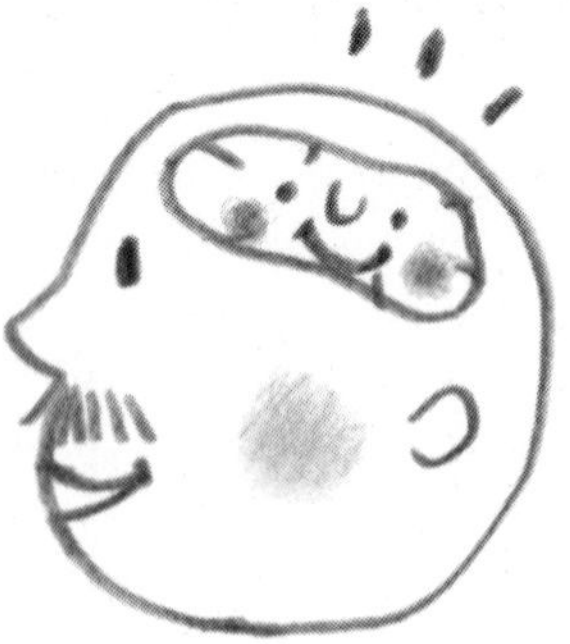

結晶知能を高める10の方法［実践編］

結晶知能の基本は言語能力です。しかし、ただ活字を見たり、読んだりしているだけは結晶知能は高まりません。聞く、話す、書く——つまりコミュニケーションを通して考えることがとても大切になります。言葉を自分のものにしようとすることが、結晶知能を高めることになるのです。

このことを踏まえながら、次に提案する10の方法を実践してみませんか。

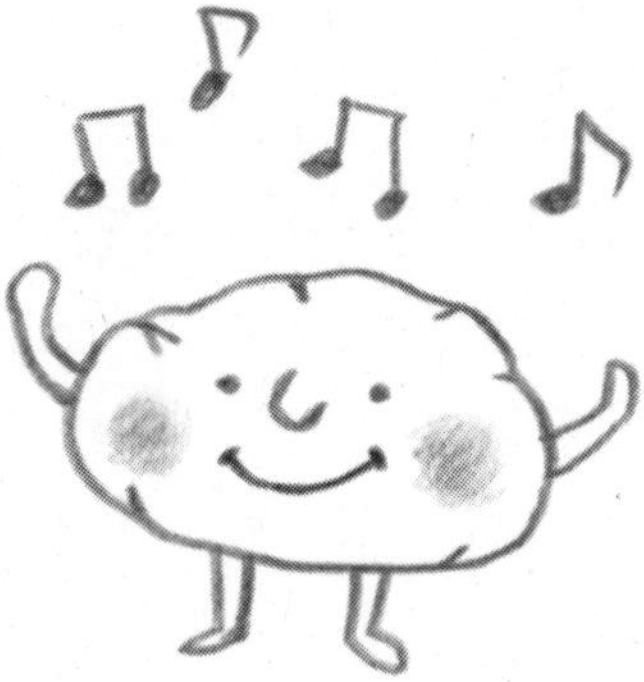

脳力UP 1 頭が硬直化しないように「興味を持つ！」

実例1 マーキングしながら新聞を読もう

私たちは毎日、たくさんの情報に接しています。テレビや雑誌、仲間や家族との会話、通勤の途中で見た風景、会議や商談、買い物や飲食も情報なのです。しかし、頭が硬直していると新しい情報を見ていても、新しい情報として認識ができません。この状態を一言で言うと「興味がない」ということです。結晶知能を高めるのには、いくつになっても興味を持つことが大切です。旺盛な好奇心を取り戻すために、簡単なことから始めてみましょう。

マーカーを手に持って、いつものように新聞を読む時に興味のある記事が出てきたら片っ端からマーカーで囲っていくのです。こんな些細《ささい》なことでも、いつもと違う注意が働き、記憶に残るようになります。つまり、新聞を読むという「日常の行為」が「結晶知能を高めるための行為」になるのです。

さらにその囲みをスクラップすれば、情報が自分の中に定着していきます。囲った記事を切り抜いて、ひとまず箱か何かに入れておきます。そのときに記事に日付を書いておくことを忘れないでください。

1週間分溜《た》まったら、休日に読み直してみましょう。ばらばらに選んだはずの記事にある傾向がある、つまり自分の関心の傾向に気づくはずです。翌週からは、その傾向に添って意識的にそのジャンルの記事をマーキングしていきます。1週間ごとにスクラップブックに貼り込んでいくと、数カ月経ったときにはそのジャンルについての知識が深まっていくでしょう。

実例2　小さな冒険をしよう

知らない土地に行くと、見るもの、聞くもの、すべてが新しく、結晶知能が高められます。しかし、旅行にはそう頻繁《ひんぱん》には行けません。そこでお勧《すす》めしたいのが、通勤ルートの知らない駅に降りてみる途中下車です。いつも気になっていた建物や看板を目指して最寄りの駅で降りてみるのです。勘《かん》で歩くので道に迷うこともありますが、不安や戸惑いを感じたときがチャンスです。「いつも通り過ぎる町」と保守化していた脳が目覚め、好奇心が育まれる作用があります。

デパートやホームセンターでも同じように、いつもとは別のコーナーやフロアにわざと行ってみるのもいいでしょう。大型書店でも、いつも決まった棚でなく、芸術や医学、自然科学など普段は行くことのないコーナーに行ってみてください。家電店でも同じ事、いつもはいかないフロアーに行ってみましょう。

新しい情報を受け入れ、脳を刺激することは結晶知能向上体質になる一歩です。

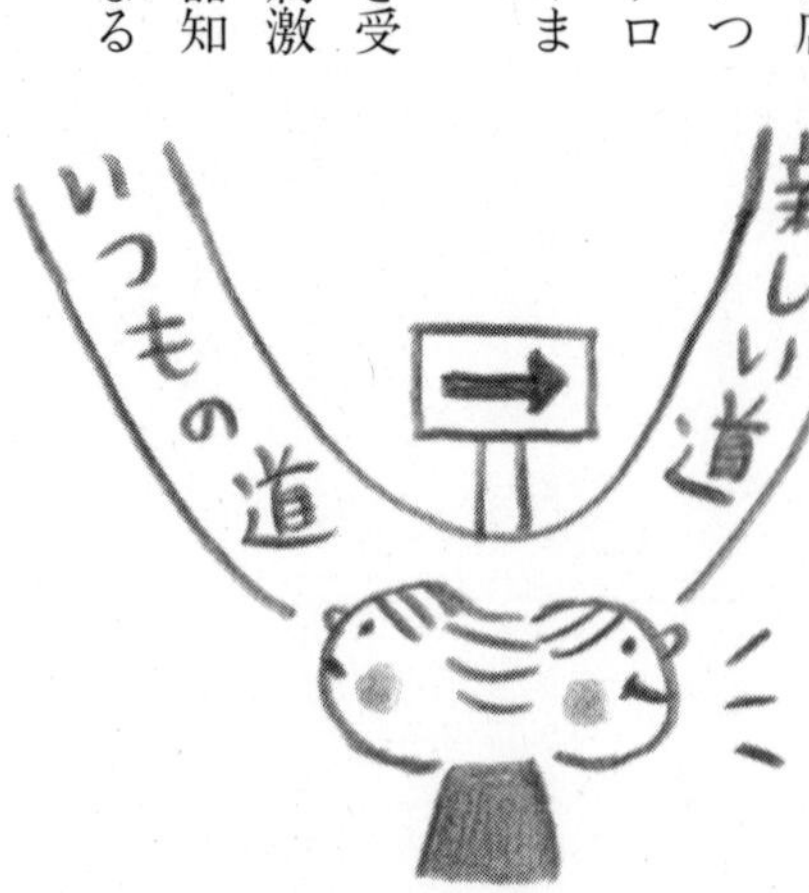

脳力UP 2 経験をムダにしないように「やる気を出す!」

実例1 給料日にはご馳走《ちそう》を食べよう

同じ事をやっても、やる気があるときとないときではまったく成果が違います。結晶知能でも、やる気のあるなしで高まりがずいぶん違います。やる気を出す方法のひとつとして、「何かをしたら報酬を得られる」という状況を作るのは良い方法です。例えば、昔のお父さんのように「給料日にはご馳走を食べる」のはわかりやすい例です。ポイントは給料というリアルな報酬ではなく、ご馳走という形をとった感謝という精神的な報酬が家族から得られることです。

互いに感謝し、褒《ほ》め合うことで仕事や家庭生活へのやる気は高まるものです。しかも、一般的にモチベーションは報酬が得られた途端に下がってしまうものですが、「また褒められたい」「また感謝されたい」という精神的な喜びや心地よさは、それを防ぐこともできます。

実例2 一年の計は元旦にあり

元旦に一年の計を立てることは、やる気を一年持続させることにつながります。できるだけ具体的な目標を設定して、カレンダーや予定表に記入しておき、予定の期日ごとに目標の進捗度《しんちょくど》をチェックします。できなかった場合は原因を考え、新しい期日を設定しましょう。そして大晦日《おおみそか》にその年を振り返って達成度をチェックするのです。

脳力UP 3 思考力を高めるために「批評する!」

実例1 批評の芽を育てよう

経験や情報を鵜呑《うの》みにしていたのでは頭は働きません。批評すること・評価することは言語的な行為ですから、自然に思考の能力も高まりますし、結晶知能も高まっていきます。例えば、牛乳パックの口が開《あ》けにくいとか、熱いペットボトルは持ちにくいとか、ちょっとしたことでも「不便だなあ」「使いにくいなあ」

ということがありますが、この「不便」を感じることこそが、批評的な眼で物事を見ることなのです。

日常生活の中で積極的に不便を探し、それを解決する習慣を身につけると、結晶知能も高まっていきます。「不便は結晶知能の母」だと思ってください。

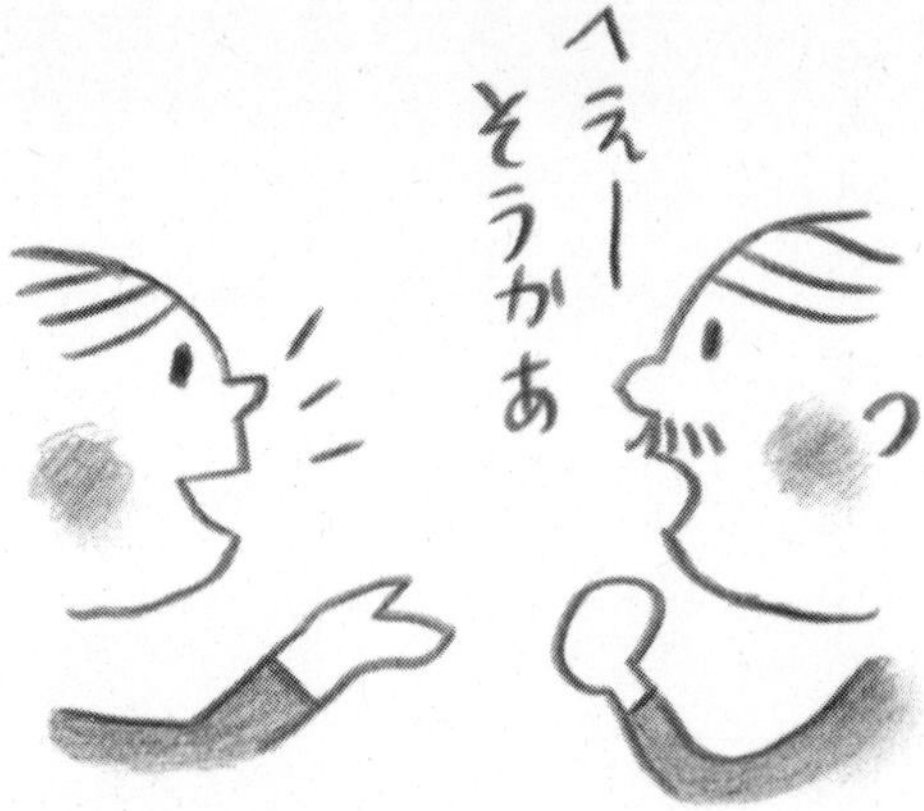

実例2　集中思考が身に付く〝あらさがし〟

ブランド物でびしっと決めているのにベルトだけが安っぽい。カジュアルな服装なのに靴だけはドレッシーなど、よく見ると、たいていは人はどこかおかしな物を身につけていたりします。また、立派な社屋なのに受付の植物がみすぼらしい、おしゃれなレストランに雰囲気の合わない絵がかかっていたり、妙な音楽が流れている。そんなことはよくあります。よく見ようとすると変な物が見えてくるものです。そのためには集中して見ないと見えてきません。また、それがなぜおかしいのかという分析力や批判精神も必要です。「あらさがし」をすることは集中力や分析力、批判眼を養うことになります。

脳力UP 4　結晶知能のベースを作るために「こだわる!」

実例1　プラスのこだわりで楽しみを倍増する

こだわりとは、子どものような純粋さを持って物事を追求することです。こだわることで身につく知識、数々のうんちくが結晶知能のベースを作ります。また、こだわることは言葉によって自分に言い聞かせることでもあります。役に立つかどうかは気にせずに、好きなことにとことんこだわってみましょう。

食べることが好きな人は、食に関するうんちくから入ると、楽しみながら結晶知能を高めることができます。焼き鳥が好きな人は、地鶏《じどり》の産地や鶏《にわとり》の部位の名称からうんちくを深めていく。魚が好きなら、出世魚の呼び名の変遷《へんせん》や地方による呼び名の違いを調べるのです。

カウンターに座ったときには、板前さんに食材や料理について尋ねると、さらに知識が深まるでしょう。その際にある程度の知識があれば、より深い話ができます。「うんちく勝負」を挑《いど》むようなものです。料理人に「これはできるな！」と思わせたら大成功です。

実例2　日替わりから生涯のこだわりへ

こだわることが特に見つからない人は、大げさに考えずに日替わり、週替わり、月替わりでこだわってみます。例えば、朝、ネクタイを選ぶときに何となくではなく、一番気に入ったネクタイを締《し》め、電車の中でも他の人がしているネクタイに注目して、センスの善し悪し、似合っているかどうかなどを評価してみるのです。翌日は植木鉢に、あるいは今週は青色にこだわるというように、気ままにこだわりを続けているうちに、日替わりのものが週替わりに、さらに月替わりにと長続きするこだわりが出てくることがあります。そのときも無理をせず、飽《あ》きたらやめるこだわり遊びをするうちに、本当にこだわりたい物が現れてくるでしょう。

ソバを食べて「美味しい」と思ったらソバにこだわる。音楽を聴いて「すばらしい」と思ったら音楽にこだわる。感情の伴う情報は、脳に強く刻みこまれるので、無理しなくともこだわりは生まれやすいものです。

また、自分の感情の動きに敏感になることは自分自身を知ることです。こだわりは結晶知能のベースを広げるだけでなく、自分の進むべき道を見つけやすくする行為でもあります。

脳力UP 5　心の窓口を広げるために「柔軟思考をする！」

実例1　「嫌いなこと・もの」の理由を考える

大人になると確固とした自己ができます。それは言い換えると、固定した考え方や行動のパターンができてしまうということです。固い頭を柔軟にすると、新しい思考回路が生まれ、さまざまな角度から総合的に問題を解決することができるようになります。

例えば、嫌いな上司や部下がいても、うまくやっていくのが大人としての処世術ですし、実際にもそうせざるを得ないものです。しかしそれでは心を自ら閉ざすことになってしまいます。「嫌いなものは嫌い！」ではどんどん心が狭くなり、頭も固くなります。

そこで、嫌いな上司や部下がなぜ嫌いなのかを徹底的に考えてみます。次にそれはそれとして、好ましいところは無いのか、好きになるにはどうすればよいかを考えます。

そうやって心の窓口を広げ、さまざまな物事を受け入れ、柔軟に思考することが結晶知能を高めることになるのです。

実例2　子どもの頃に読んだ本を読み直す

大人になってから、子どもの頃に夢中になって読んだ本を読み返してみると、その頃は気づかなかった新たな発見がたくさんあると思います。当時はどこがおもしろかったのか、今はどこがおもしろいのか、その物語が自分にとってどんな意味があったのかなどを考えながら読み直すことで、物事を多面的に見る訓練になりますし、忘れていた気持ちや考え方が甦《よみがえ》ってきて、失われた思考回路がまたつながります。

また、男性は女性向けの雑誌を、女性は男性向けの雑誌を読んでみるのもいいでしょう。

脳力UP 6　脳を目覚めさせるために「負荷をかける！」

実例1　企画書や手紙は、わざと途中で中断する

人間の脳は安定を好むので、難しい本を読むと眠くなるように、難しいことに出合うと休んでしまいます。

しかし、脳にあえて負荷をかけて安定を打ち破ることで脳を目覚めさせて潜在的な能力を発揮させることで、難しかったことが簡単にできるようになります。

例えば、長文の手紙や報告書などを書きかけて、切りの悪いところであえて中断すると続きをすんなり書き出すことができます。しかも、時間に余裕を持って書き始めるようにして、2章に分かれているとしたら、

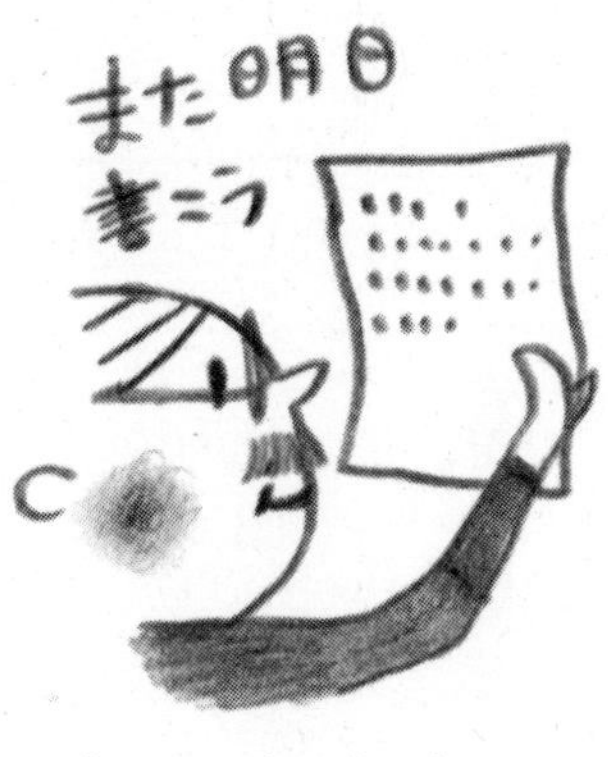

あえて2章の冒頭2、3行を書き出したあたりで中断するのです。こうすると同じ中断でも1章の終盤よりも格段に強い負荷がかかり、中断している間も頭の片隅に引っかかっているために、脳は働き続けているので、一気に書き上げたときよりも後半の仕事はスムーズに進むという効果もあります。

本を読むときや映画を見るときも、キリの悪いところで中断すると、それまでの経緯を覚えておかなければなりませんし、無意識に先の展開を考えるので脳に負担がかかります。

実例2　違和感をより強く意識する

脳は、習慣化していることや、やり慣れたことにはあまり働きません。その一方で、普段、何気なくしている動作でも、やり方ひとつで負荷をかけることができます。例えば利《き》き手でない方の手を使うことは、そのひとつです。

右利きの人は、物をつかむときに意識的に左手でつかむ、電車のつり革も、ドアを開けるときも、鍵《かぎ》穴に鍵を差し込むときもあえて左手でやってみるのです。左手だけで服の着脱をすると、袖《そで》を通す順番から変えなければならないので、かなりの負荷がかかります。慣れてきたら、文字を書いたり、箸《はし》を持ってみたりしてみましょう。

また、親しい人に食事を食べさせてもらうとか、話すスピードを変えて、声に出して速いスピードで文章を読む、逆にゆっくりしゃべるなど、違和感を感じることをいろいろやってみるのもいいと思います。

実例3　新たな出会いをしよう

知らない人との出会いは、子どもだけでなく大人にとっても不安なものです。新たな出会いは、いわば未知との遭遇《そうぐう》であり、友人・知人を増やすことは脳に大きな負担をかけて潜在能力を引き出し、ひいては結晶知能を高めることになります。

脳力UP 7 新たなものを生み出すために「アレンジする!」

実例1 異質な組み合わせを楽しもう

異質なものを組み合わせて新しいものを生み出す行為によって磨かれる創造性は、人生の新しい局面に生まれるいろいろな問題を打開し、革新的な解決法を生み出すものです。逆に言えば、創造とはこれまでにないものを創り出すことであり、いかに異質なものをアレンジするかということになります。

塗《ぬ》り絵は手軽にできる訓練法です。市販の塗り絵を購入すればいいのですが、ポイントは上手に塗ろうとするのではなく、「建物はこの色」「空はこの色」「影はこの色」といった指示をあえて無視して、空に赤を塗り、その下にある建物の色を考えるというように、既成概念にとらわれない色を塗ってみましょう。

実例2 部屋の模様替えをしよう

部屋の模様替《が》えはアレンジが大切です。最初に部屋に家具を入れるときはほとんどの場合、合理的かつ見《み》栄《ば》えの良いように配置しますが、その後、物が増えてきますから、状況は変わっているのに、小さな手直しはしても大幅な入れ替えはしないものです。そこで思いきってもう一度シャッフル（まぜること）してやり直すのです。家具の新たな配置、動かす順序などのアレンジは、それだけでかなり創造性の訓練になります。

部屋の模様替えの時間がなければ、デスクの引き出しの収納の見直しをしてもいいでしょう。

脳力UP 8 知識を定着させるために「言語化する!」

実例1 一日一行、ワンテーマ日記を書こう

人間は言語を獲得したことで思考能力を獲得しました。人間の思考を支える基本は言語です。言語がなくても物事を記憶することはできますが、複雑な思考をしたり、経験や知識を脳に蓄積し、伝達するには言語が必要です。言語能力を高めることは、経験を知識として定着させ、結晶知能を高めることに直結します。

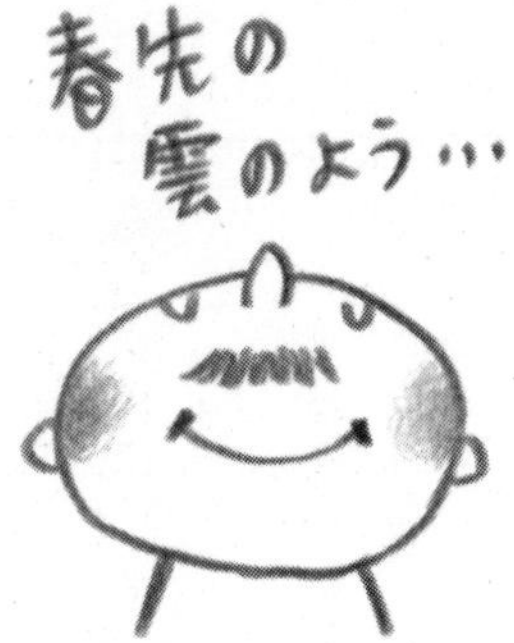

経験を知識として定着させる方法としてお勧《すす》めなのは、自分の興味を引いたことを一つだけ選び、それをテーマに日記を書くワンテーマ日記です。気が向けば違うことを書いてもいいのですが、基本はそのことだけを書きます。この方法ですと、いろいろ書こうとして面倒になることも、書くことがなくて挫折《ざせつ》することもありません。目的は行為や感想を言語化することですから、ともかく文章量よりも続けることがポイントです。一日一行から三行くらい書くことにしておけば負担にもなりませんし、ネタもつきません。一日一行でも一年続ければ365行になります。

実例2　右脳と左脳間のリンクを強化しよう

料理や飲み物の味や香り、音楽を聴いたり映像を見たりしたときに感じた感覚など、いつもは無意識に感じている五感を言語化してみましょう。例えば、ソムリエになったつもりでワインの味を言葉にしてみましょう。何がどう美味しいかを言葉にするのは、案外難しいことがわかります。五感を言語化することは右脳と左脳のリンクの強化し、脳をまんべんなく活性化することにもなります。また、嬉しいとき、悲しいときに「嬉しい」「悲しい」という言葉を使わずに別の言葉で表現してみることも、言語能力を高める方法の一つです。

脳力UP 9　本質をつかむために「洗練させる！」

実例1　Eメールにはタイトルをつける

本質をつかむためには余計な要素をそぎ落とすことが必要です。洗練させると問題がシンプルになり、一つのことが極《きわ》められるようになるのです。そうした洗練の過程で洞察力や発想力を高めることもできます。

例えば、インターネットでEメールを書くときに、宛名の次に件名の欄《らん》が表示されます。受信したEメールの返事を書くときに「返信」を選ぶと「Re」に相手からの件名が付いたものが表示されます。返信のたびに自分で新たに件名を書くことは面倒ですが、「Re：何何」は削除して自分が送るEメールの内容が簡潔《かんけつ》にわかり、かつ緊急なのか、重要なのかといったことが一目でわかるような件名を入れるクセをつけると、日常的に文書の本質をつかみ、洗練させる訓練ができます。

「件名」はいわばタイトルです。タイトルはメールだけでなく、人にニックネームをつけることもタイトルの一種ですし、今日一日にタイトルを付けることもできます。眠る前に今日はどんな日だったかを振り返り、「大切な人に会った日」「この春初めてイチゴを食べた日」といったタイトルをつけてみると、その日の本質が見えてきます。

脳力UP 10 総合的な能力を高めるために「表現する！」

実例1 発表の場を持とう

自分を表現するには、言語力、洞察力、コミュニケーション力など、さまざまな能力が必要です。方法や手段はいろいろあるでしょうが、発表の場を持ち、表現をし続けることで結晶知能は総合的に高まります。

新聞や雑誌への投稿、ブログ作りは表現の良い場になります。どのように表現すれば理解が得られ、反応が返ってくるのかを考え、実行することで、結晶知能の好循環を生むのです。特にブログは、不特定多数に開かれた場ですから、洞察力、判断力、コミュニケーション力が要求されます。

今後どのような展開になるかは予想できませんが、結晶知能を高める有効な方法の一つだと思います。

投稿やブログでなくても、新聞の読者投稿欄の意見に対して自分の意見をまとめ、友人や家族に話してみてもいいでしょう。

自分の考えがきちんと伝われば、賛否は別として、感想なり意見が返ってくるはずです。わからなければ、「どういうこと？」と問い返されるかもしれません。どのような場であっても、自分を表現する機会を増やすことは、結晶知能にプラスの循環を生むことになります。

（取材／高橋利直　文／戸矢晃一）

知って安心！

脳のトラブル対策

脳の病気は、時には命取りになったり、重大な障害が残ることも少なくありません。恐ろしい脳の病気のメカニズムを知って、病気にならないようにすることが大事です。脳の病気の多くは、食べ物の偏りや生活習慣が原因となる生活習慣病が引き金（危険因子）となります。毎日の食生活から脳の病気を予防しましょう。

北條恒一（財団法人 計量生活会館理事長）　監修 戸谷重雄（慶應義塾大学医学部名誉教授）

とや　しげお
1957年慶應義塾大学医学部卒業。1958年慶應義塾大学医学部外科教室。1965年医学博士。1967年済生会宇都宮病院脳神経外科医長。1970年慶應義塾大学医学部脳神経外科診療科長・講師。1984年慶應義塾大学医学部脳神経外科教授。1993年日本脳神経外科学会総会会長。1996年慶應義塾大学医学部名誉教授。日本脳神経外科学会名誉会員。

Part 1 脳の病気とその予防

P62——77

脳の危ない病気 7つの基礎知識

脳卒中はなぜ起きる？　認知症やアルツハイマー病の原因は何？　恐ろしい7つの脳の病気の原因とその予防法を紹介。知らぬ間に忍び寄る病気の徴候を感知し、未然に防ぐために、脳の病気についての理解を深めましょう。

Part 2 脳によい食べ物・栄養

P78——91

脳が喜ぶ食生活 6つのポイント

脳の病気には食生活と生活習慣病が深く関係しています。脳によい食事で血液中のコレステロールや中性脂肪を減らして血液をサラサラにし、動脈硬化や高血圧を防げば、脳梗塞や脳出血などの恐ろしい病気予防に役立ちます。

脳の危ない病気7つの基礎知識

脳の重さは体重の2パーセントほどにすぎませんが、
血液全体の約15パーセントは脳に流れ込んでいます。
脳の血流は5秒間止まるだけで意識障害が起こり、
それが数分間続くと神経細胞が壊れ、回復は不可能です。
運動、言葉、意識など人間の生命活動の全てを司《つかさど》る脳。
その代表的な病気とそのポイントを知り、
脳の健康を保つ参考にしてください。

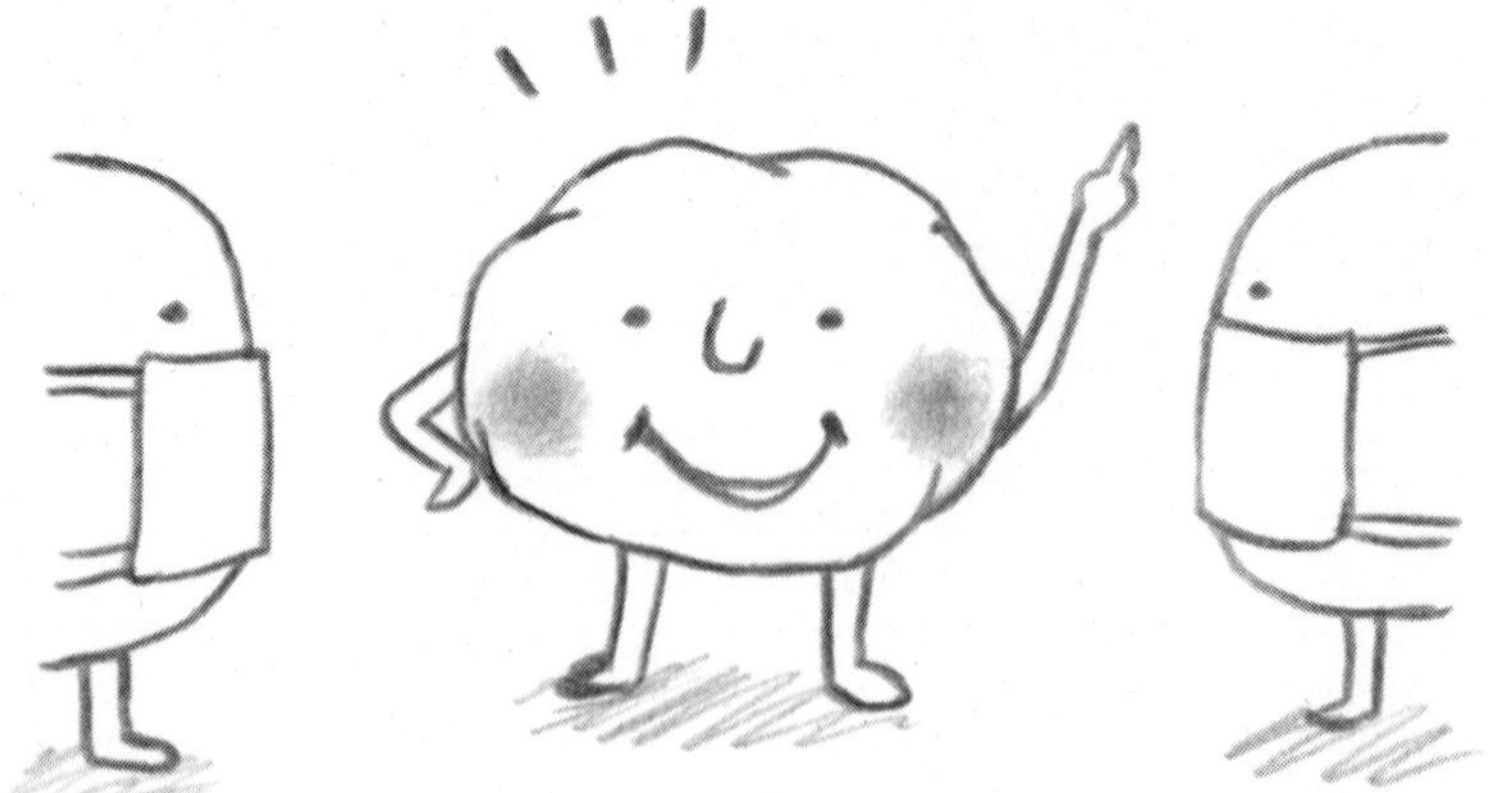

7つのポイント

① 脳梗塞《のうこうそく》

脳梗塞は脳出血と並ぶ脳卒中の一つで、脳卒中で死亡する人の60%以上が脳梗塞で亡くなっています。ガン、心筋梗塞とともに日本人の国民病といっていいでしょう。原因は高血圧や糖尿病、高脂血症、脳動脈硬化などです。

…………… P64

② 脳出血《のうしゆつけつ》（脳内出血）

高血圧が原因で脳の血管が破裂するのが脳出血です。１回脳出血をするとほとんどの人が出血を繰り返します。初め気分が悪くなり、頭痛や吐き気、めまいなどが現れ、重症になるとそのまま死に至ることもあります。

…………… P66

③ くも膜下出血《まくかしゆつけつ》

脳内で出血する前に「ハンマーで殴られたような」といわれるほど激しい頭痛に襲われますが、この劇痛の99・９パーセントは突発的に起こります。約20パーセントが発症直後に死亡、25パーセントが重篤になるため、突然死の一つとして知られています。

…………… P68

④ 脳腫瘍《のうしゆよう》

発生率が高いのは５～15歳前後と45歳～55歳ですが、脳腫瘍の約75パーセントは中年です。頭痛・はき気・嘔吐の３つの兆候が代表的な脳腫瘍の一般症状であり、特に朝方に発生する頭痛は日ごとにひどくなっていきます。

…………… P70

⑤ 高次脳機能障害《こうじのうきのうしようがい》

脳血管疾患や交通事故による衝撃、水難事故などによって脳のある機能に障害が残り、失語症、感情障害、注意障害、著しい健忘などを起こします。一目では障害が見えないために、逆にトラブルなることも少なくありません。

…………… P72

⑥ 脳血管性《のうけつかんせい》の認知症《にんちしよう》

物忘れは単なる老化ですが認知症は病気。その認知症の約60パーセントは、脳梗塞や脳内出血などの脳血管障害によるものです。自分が置かれている状況がわからなくなったり、自分の家がわからなくなったりします。

…………… P74

⑦ アルツハイマー病

脳神経が急激に減少して脳全体が縮小、記憶や判断に関係する脳の神経細胞が死に、神経回路そのものがおかしくなっていく病気です。末期になると、家族の名前や顔、自分の名前すらもわからなくなり、寝たきりになって死を迎えることになります。

…………… P76

脳梗塞は、ガン、心筋梗塞《しんきんこうそく》とともに、日本人の三大死亡原因のひとつ。脳卒中で亡くなる人の６割以上が脳梗塞です。

①脳《のう》梗《こう》塞《そく》

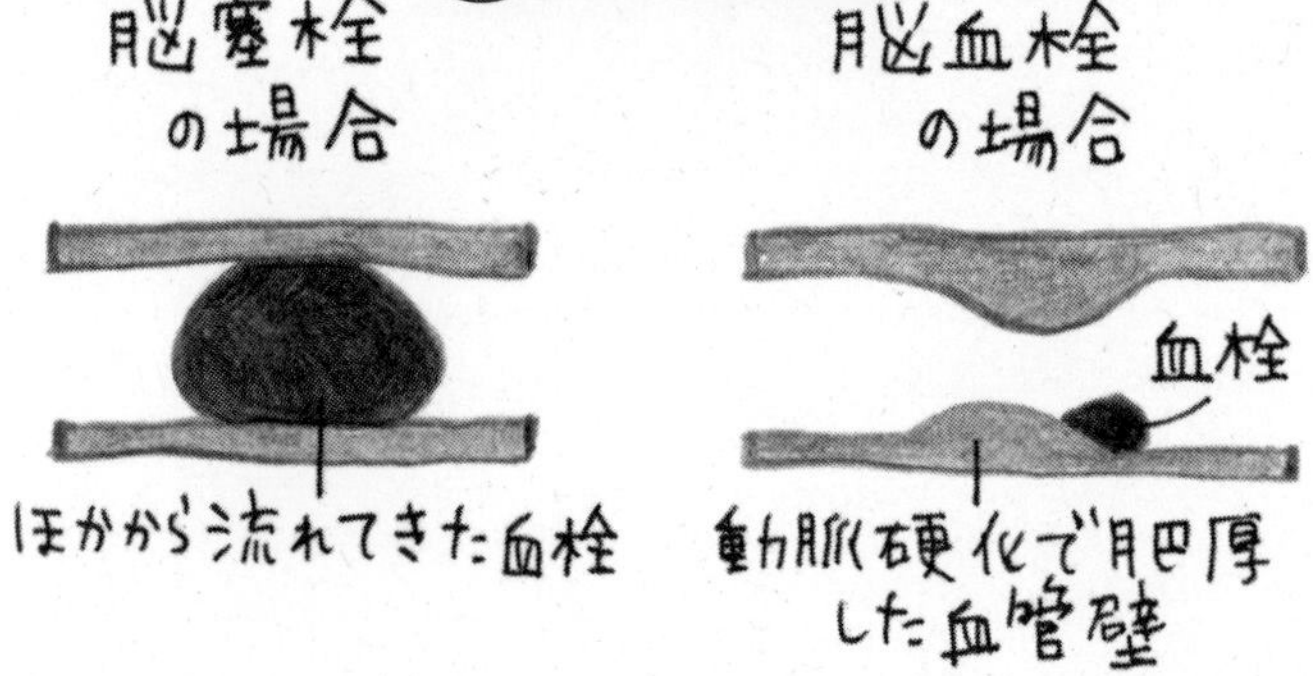

脳の血管が詰まる脳梗塞。
高血圧、糖尿病、脳の動脈硬化等が原因

脳卒中とは、脳の血管がつまったり破れたりして、栄養がその先に届かなくなり、細胞が死んでしまう（壊死《えし》する）病気です。このうち、脳の血管が詰まるタイプの脳卒中が脳梗塞《のうこうそく》で、脳の血管が破れるタイプの脳卒中を脳出血といいます。どこの細胞が死んでしまうかによって、体がマヒしたり、言葉が出なくなったり、物が飲み込めなくなったりします。また、マヒによって寝たきりになってしまうと、使わない筋肉がこわばって動かなくなるということも起こってきます。

脳卒中の総患者数は、日本人の死因第一位のガンの総患者数１２７万人よりも多く約１４７万人もおり、年間で13万人くらいの人が亡くなります。そして脳卒中死亡の60％以上を占めているのが脳梗塞なのです。

１９８０年くらいまでは脳出血が多かったのですが、近年は、脳梗塞の方が増えてきています。これは、かつては栄養が十分でない一方で、高血圧の人が多かったので血管が破れやすかったのですが、段々と栄養価の高いものを過剰に食べるようになったために、高脂血症や糖尿病などが増え、血管が詰《つ》まるようになったためです。特に50～60歳代の人が脳梗塞を起こす割合が年とともに増加しており、働き盛りの年代や、勤めが一段落して第二の人生を、と考えている矢先に脳梗塞に倒れ、そのまま死んでしまったり、重い後遺症に苦しむ人が少なくありません。

　脳梗塞は「脳血栓《のうけっせん》」と「脳塞栓《のうそくせん》」の二つに大きく分けることができます。

　脳血栓は、動脈硬化によって細くなった脳動脈にできた血のかたまり（血栓）が血流をせき止めてしまうもので、高血圧や糖尿病、高脂血症や脳動脈硬化などが原因です。脳塞栓《のうそくせん》は脳以外の場所、多くは心臓でできた血栓が流れてきて脳動脈をつまらせてしまうもので、原因は心筋梗塞などの心臓の異常です。

「一過性脳虚血発作」といって脳の血管が一時的に詰まったり、血流が低下して片側の手がしびれたり、舌がもつれるといった症状が現れますが、数分から24時間以内に治まる発作を起こした人の約3割は、後に脳梗塞を起こしています。

脳卒中危険度および脳卒中危険因子簡単チェック表

脳卒中危険度	
① 睡眠不足である	2
② ストレスを解消できない	2
③ 梅雨時にかぜをひく	2
④ 野菜が嫌い	2
⑤ 脳卒中の家系である	2
⑥ 肥満である	5
⑦ 運動をしない	5
⑧ 塩辛いものが好き	5
⑨ 夕食後水分をとらない	5
⑩ 肉が好きで、魚を食べない	5
⑪ 毎日お酒を飲みすぎる（1日に日本酒3合あるいはビール3本以上）	10
⑫ ヘビースモーカーである（1日20本以上）	10
⑬ 定期検診を受けていない	10
合　計　（20点以上は要注意）	

（斎藤勇監修：ＮＴＶ2002年５月30日放映）

予防・治療

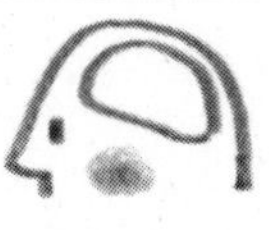

　脳梗塞には次のような症状がみられます。「めまい」「片側の上下肢の脱力・持っている物を落としてしまう」「食べた後に口の中の片方に物が残る、よだれが出る」「急に言葉が出なくなる」「ろれつがまわらなくなる」「動きがぎこちなくなる、よろけやすい」「一時的だが、人のいうことが理解できなくなる」「一時的に食べ物が飲み込めなくなる」「一時的に見えなくなる」「顔が紅潮する」「周囲から見て物忘れの程度がひどくなる」。

　最初は数秒から数分程度です。半日か1日で消えてしまいますが、この時に見逃さず早く病院で見てもらいましょう。

高血圧が原因で脳の血管が破裂して起こるのが脳出血です。1回起こすと出血を繰り返し、頭痛や吐き気、めまいなどが現れ、重症になると死に至ります。

②脳《のう》出《しゅつ》血《けつ》（脳内出血）

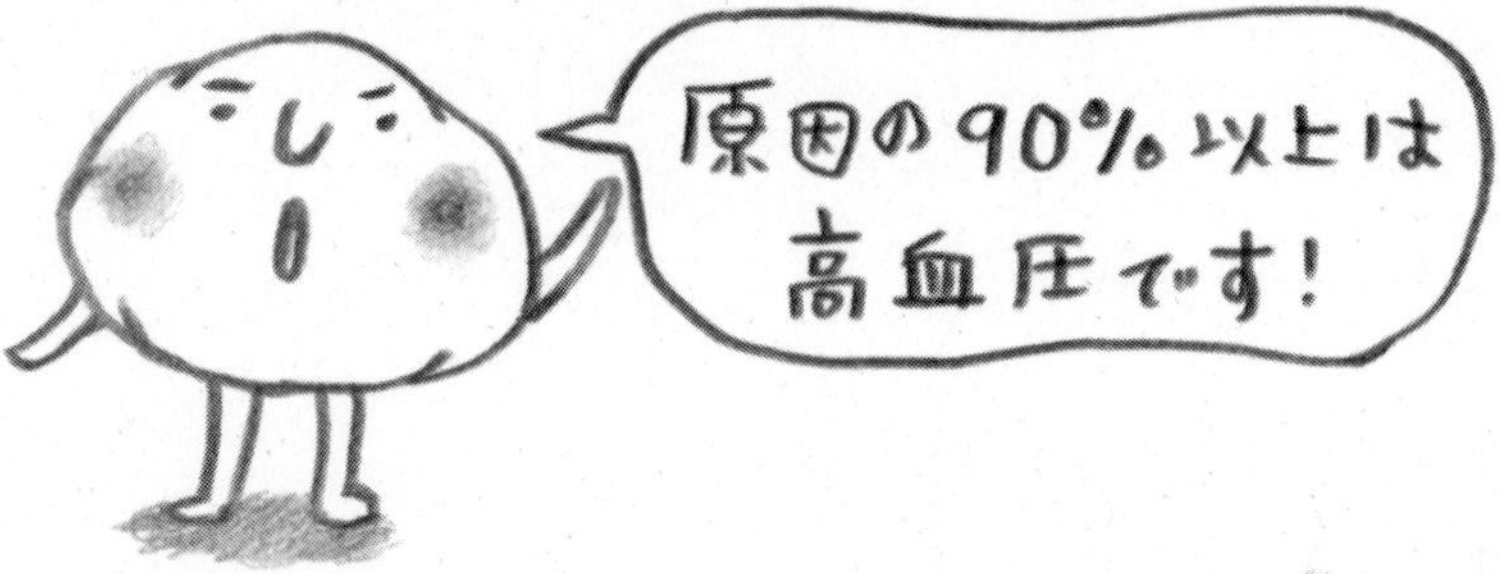

脳の血管が破れて脳内で出血する。一度出血するとほとんどの人が再発

脳梗塞《のうこうそく》が脳の血管が詰まるタイプの脳卒中であるのに対して、脳の血管が破れるタイプの脳卒中が脳出血で、高齢者や高血圧、栄養不足の人に多く、女性よりも男性に多く起こります。脳出血は、初め気分が悪くなり、頭痛や吐き気、めまいなどが現れますが、重症になるとそのまま死に至ることもある怖い病気で、脳卒中患者数、約147万人のうちの約4分の1が脳出血の患者です。

脳出血は脳の中の血管が枝分かれしているところや、急カーブをしているところにごく小さなコブ（微小脳動脈瘤《りゅう》）ができ、そこが破裂して出血することで起こります。脳の深いところにある穿通枝《せんつうし》という血管は、血圧の影響を受けやすく、コブのできやすいところなのです。仕事をしている時や外出している時、排便、入浴、食事中など、急に血圧があがると、このコブが破裂して出血が起こりやすいようです。

また、一度脳出血を起こすと1年間に発生する確率は2・9パーセント。つまり、100人に3人程度は再発することになりますし、1回脳出血をすると、52〜91パーセントの人が再度出血をするというデータもありますから、ほとんどの人が出血を繰り返すと見ていいでしょう。

脳出血があると意識障害を起こし、呼吸器系や循環器系の異常が多く見られます。また、脳出血は出血する場所によって四つのタイプに分けられています。

(1) 大脳基底核部出血……もっとも多いタイプで、全体の約70パーセント。基底核部の内包は、運動神経線《せん》維《い》が集まる場所で、ここが破壊されることで片麻《ま》痺《ひ》、意識障害が起こります。

(2) 大脳皮質下出血……比較的症状が軽く、予後も良好な場合が多い。15パーセント。

(3) 小脳出血……片麻痺はないが、めまいや起立・歩行障害が多い。緊急手術で助かることはあるが、ふらつきは残ったりします。10パーセント。

(4) 脳幹出血……生命維持に重要な中枢のある脳幹での出血は重傷です。意識障害、呼吸障害、眼球異常、四肢の麻痺などを起こし、絶命する場合もあります。

脳出血の発症時の状況

状　況	例	(%)
仕　事	19	19.2
睡　眠	18	18.2
食　事	11	11.1
用　便	9	9.1
安　静	7	7.1
レジャー	4	4.0
入　浴	3	3.0
飲　酒	3	3.0
日中発見	8	8.1
その他	17	17.2
計	99	100

(出典：平田温『脳卒中の病態』脳血管障害　カレント内科No.8)

強いストレスや運動、体に力が入るときは血圧が上がりやすく脳出血の危険が増します。睡眠中も血圧が上がります。安眠できるよう、心がけましょう。

予防・治療

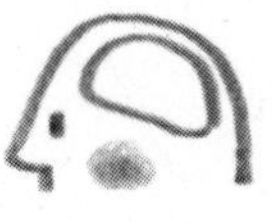

脳出血の原因の90パーセント以上は高血圧で、それ以外としては脳腫瘍、血液疾患、血管奇形などです。診断のポイントとしては以下の2点を覚えておいてください。

①長年にわたって高血圧が続き、治療が不完全な場合には脳出血を起こす可能性が高くなります。

②CTやMRIなどで、脳のどの部分の出血かを見分ける。

高血圧による脳出血の場合は、血圧管理のための内科的な治療に、血管奇形や血管腫の場合は、摘出が必要になるので外科手術が行われます。

脳卒中で亡くなる人の1割がくも膜下出血です。出血直前に「ハンマーで殴られたような」激しい痛みがあり、20%が死亡します。

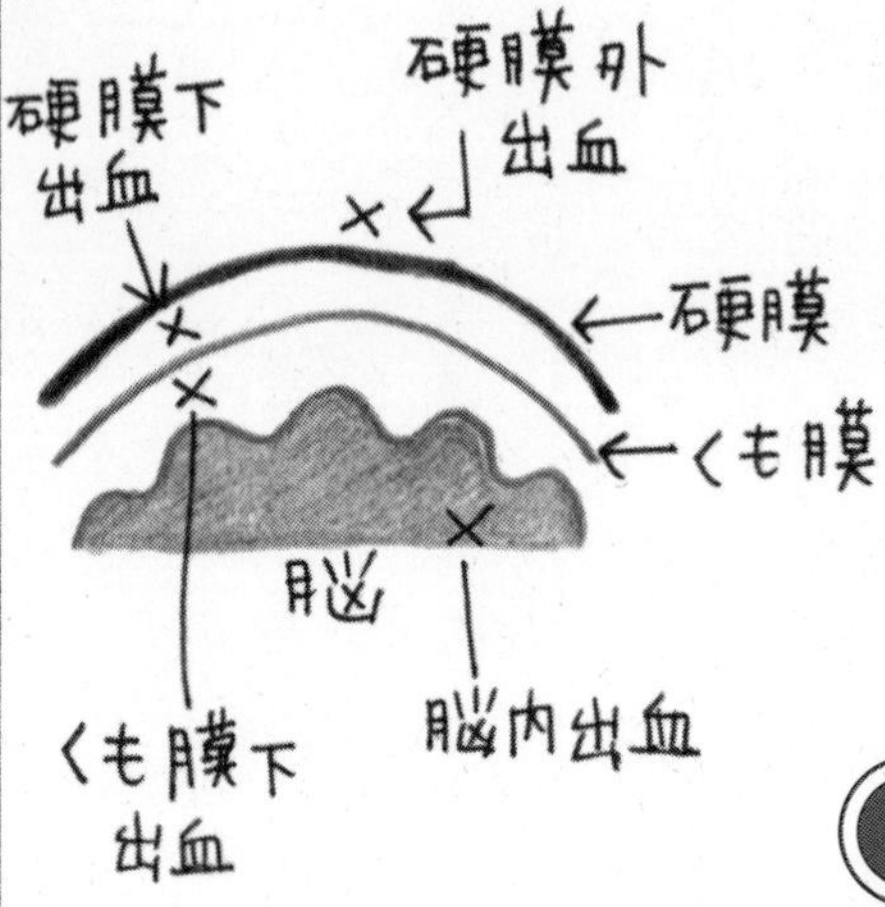

③くも膜《まく》下《か》出血《しゅつけつ》

脳の表面・谷間・隙間の血管が破裂、突然亡くなる場合が多い

脳は豆腐のように柔らかいので、全体が頭蓋骨《ずがいこつ》という固い骨で包まれ保護されています。この頭蓋骨の中には外側から硬膜《こうまく》、くも膜、軟膜《なんまく》という3枚の膜があります。くも膜と軟膜の間にクモの巣のような突起《とっき》がたくさん出ており（これがくも膜の名前の由来となっています）、また脳の表面・谷間・隙間《すきま》をまんべんなく循環している脳脊髄液《のうせきずいえき》の通り道にもなっています。さらに、ここは大脳皮質に入る血管もたくさん走っているところです。

その脳血管のある部分が風船のようにふくらみ、破裂して起こるのがくも膜下出血です。流出した血液は脳脊髄液に広がっていくのですが、この出血の前には「ハンマーで殴《なぐ》られたような」激しい頭痛に襲《おそ》われます。しかも、この劇痛は99・9パーセント突発的に起こり、約20パーセントが発症直後に死亡、25パーセントが重篤《じゅうとく》になるため、突然死の一つとして知られています。

さらに、くも膜下出血では一回の出血で終わらないケースが多く、最初の出血から24時間以内に再出血することが多いのも特徴です。

くも膜下出血は脳梗塞《のうこうそく》や脳出血と同じく脳卒中の一つですが、脳内の出血ではなく、脳の表面・谷間・隙間の出血ですから、基本的には脳組織は破壊されません。運動の中枢も直接破壊されることがなく、運動麻《ま》痺《ひ》は出現しません。しかし、何度も破裂した場合には脳出血も起こしますし、脳のダメージも大きくなり致命的になります。

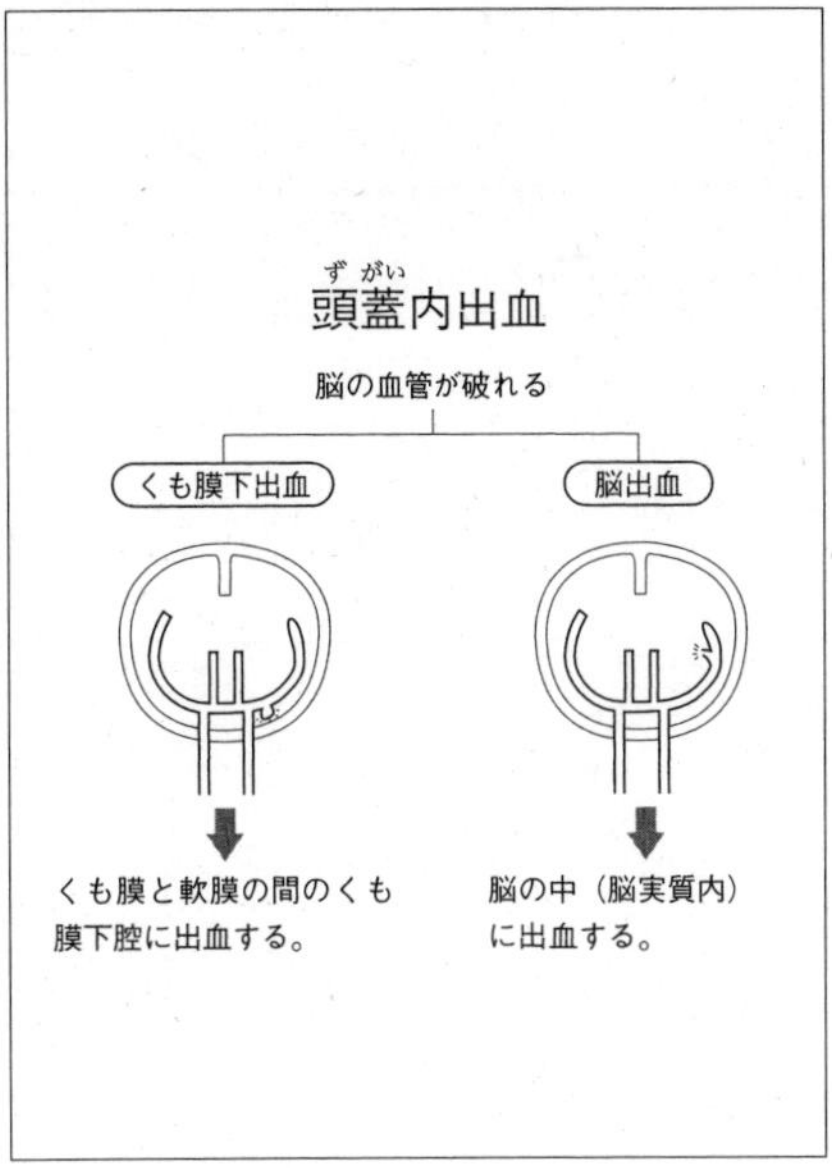

出典：ＰＨＰ文庫『知って安心！「脳」の健康常識』

くも膜下出血の原因の85パーセントは、脳動脈の分岐部にできたコブ（動脈瘤《りゅう》）の破裂で、5パーセントが脳動静脈奇形、残りの10パーセントほどは原因不明です。動脈瘤《りゅう》ができるのは生まれつき脳血管の壁に弱い部分があり、加齢による動脈硬化や高血圧などが加わり、ふくらんでコブができると考えられています。

くも膜下出血は、血圧の高い午前10時から12時までと午後6時から8時までの時間帯に起こることが多く、毎年10万人に16人くらいの割合で起こっていて、脳卒中の患者の死亡率の1割程度を占めています。

予防・治療

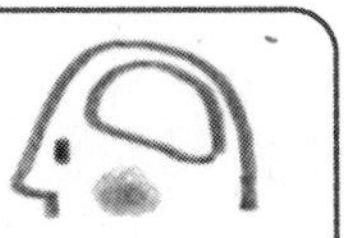

現在ではＭＲＩやＭＲＡによって、動脈壁のコブ（脳動脈瘤）を発見することが可能になりました。非常に小さな脳動脈瘤はなかなか見つけられませんが、くも膜下出血を起こすような大きさの動脈瘤はかなりの確率で発見できます。両親や祖父母など二親等以内にくも膜下出血を起こした家族がいる人は注意してください。

くも膜下出血に限らず、脳卒中の危険因子の中で加齢や家族の病歴はどうにもなりませんが、高血圧、喫煙、糖尿病、飲酒、肥満、高脂血症などは自分で注意することができます。

脳腫瘍は5歳から15歳くらいまでと、45歳から55歳に発生率が高く、頭痛、はき気、嘔吐《おうと》が一般的な症状。成人以後の体のけいれん発作は脳腫瘍の可能性あり。

④脳腫瘍《のうしゅよう》

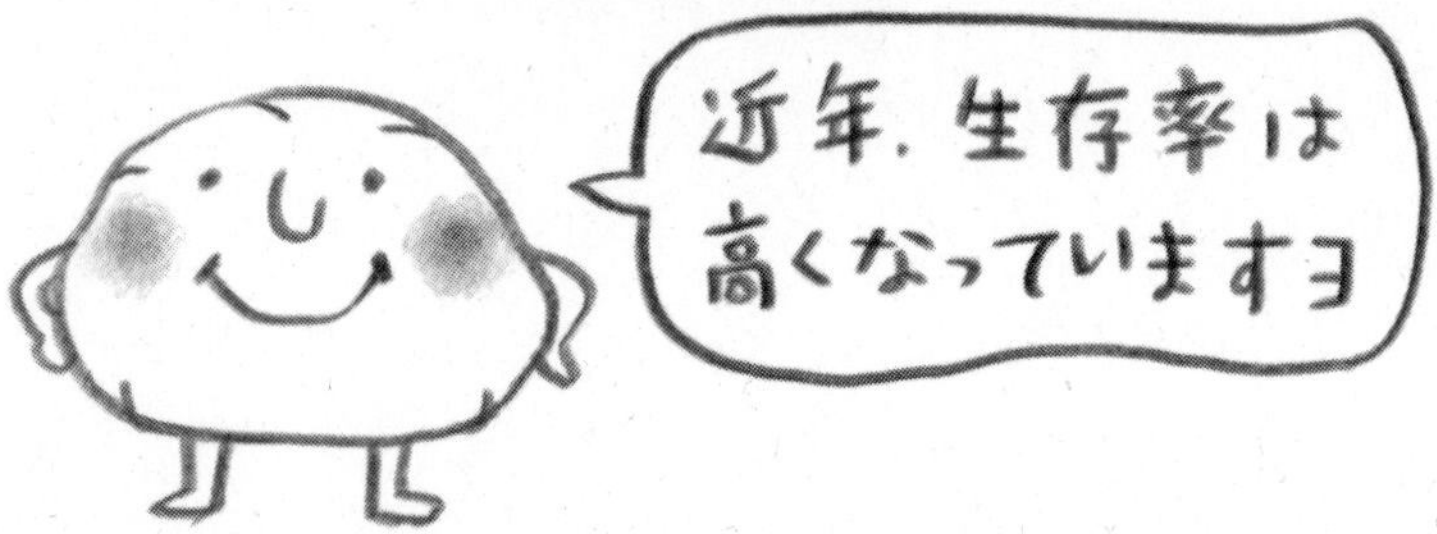

75パーセントが45〜55歳の働き盛りに。ガンが脳に転移することもある

脳組織の中に異常細胞が増殖する脳腫瘍《のうしゅよう》には、良性の場合と悪性の場合があります。一般に脳組織内に発生する腫瘍は悪性のことが多く、脳組織の外側に発生する腫瘍は良性の場合が多いのですが、悪性と良性の数は脳腫瘍全体ではほぼ半々になっています。

脳腫瘍の発生年齢には二つのピークがあります。最初が5〜15歳前後の小児・少年少女期で、次が45〜55歳です。

脳腫瘍患者のうち15歳未満の発生率は13〜14パーセント、65歳以上の高齢者になると11パーセント程度、残りの約75パーセントは45〜55歳という働き盛りに集中しています。ただし、発生率は脳腫瘍の種類によってもかなりの差があります。例えば、年間に約5000人が発症している神経膠腫《こうしゅ》は、全脳腫瘍の約3分の1を占めていますが、小児脳腫瘍では約60パーセントにも達しています。

また、脳以外の体のどこかでできたガンが脳に転移することもあります。脳腫瘍の13～15パーセントはこの転移性脳腫瘍で、発生頻度は50～65歳がピークになっていますが、小児ガンからの転移は5～10歳です。ちなみに、転移性脳腫瘍の発生源となるガンでもっとも多いのは肺ガンで、約50パーセントになっています。

転移性脳腫瘍の病状の進み方は非常に速く、症状が出てからの平均余命は、もしも治療もせずに放っておくと2カ月ほどと言われています。

脳腫瘍の症状では、頭痛・はき気・嘔吐《おうと》の3つの兆《ちょう》候《こう》が代表的なもので、一般症状と呼ばれています。この他の症状は、腫瘍のできた場所により症状が異なりますが、けいれん発作《ほっさ》、手足の運動麻痺《まひ》、知覚障害、聴力障害、視力低下、視野狭窄《きょうさく》、記憶力や判断力の障害などもでてきます。

転移性脳腫瘍の一般的な症状としては、けいれん発作、頭痛、嘔吐《おうと》、手足が麻痺して感覚が薄れる、意識の低下などがあげられます。特にけいれん発作は転移性脳腫瘍患者のほぼ3割に現れるので、成人以後に体がけいれんを起こした時は疑ってみる必要があるでしょう。

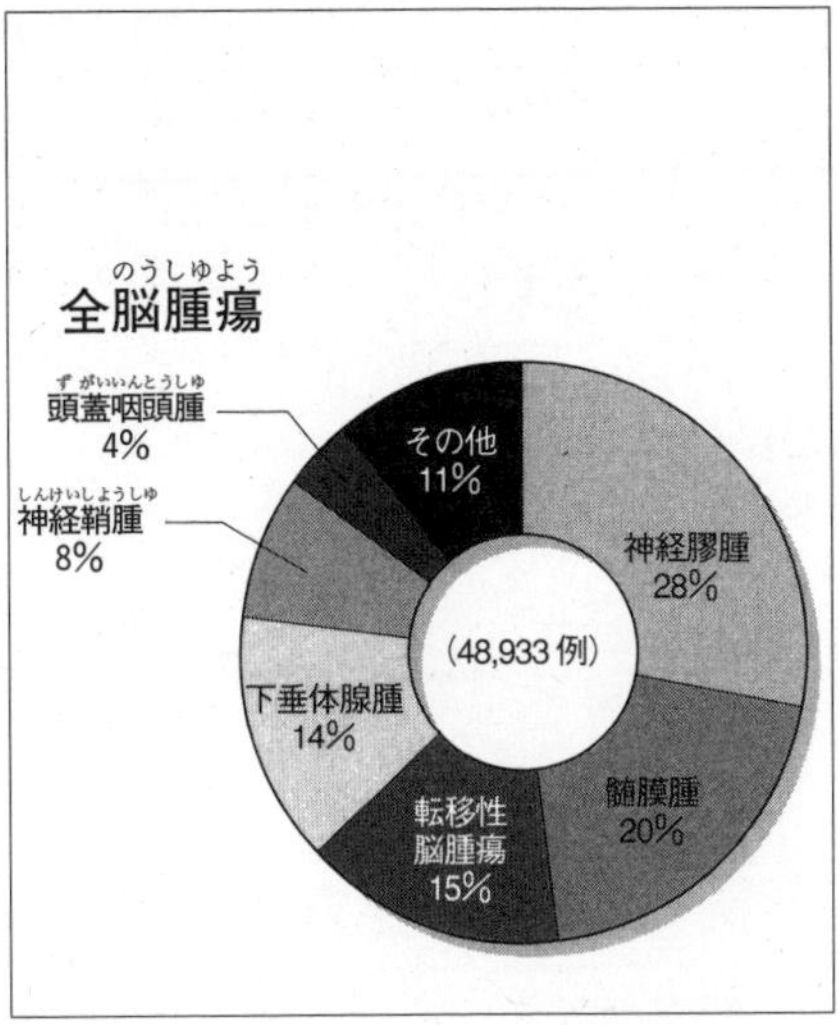

出典：ＰＨＰ文庫『知って安心！『脳』の健康常識』

予防・治療

脳腫瘍全体の5年間の生存率は75パーセントを超えるようになりました。良性の脳腫瘍では9割以上の数値もでています。しかし、神経膠腫（こうしゅ）では38パーセント、最も悪性な場合はわずかに6パーセントという数値もあります。転移性脳腫瘍の5年生存率は平均で13パーセントです。

治療法としては、顕微鏡を使って微細な血管や神経を保存しながら脳腫瘍を摘出したり、全て摘出するのは困難な場合は抗がん剤による化学療法や放射線療法を行います。なお、脳腫瘍の症状は脳梗塞と似ているので注意が必要です。

脳血管の疾患や交通事故などで脳のある機能、記憶や情緒、言語などに障害が残るのが高次脳機能障害で、“見えざる障害”とも呼ばれています。

⑤高《こう》次《じ》脳《のう》機《き》能《のう》障《しよう》害《がい》

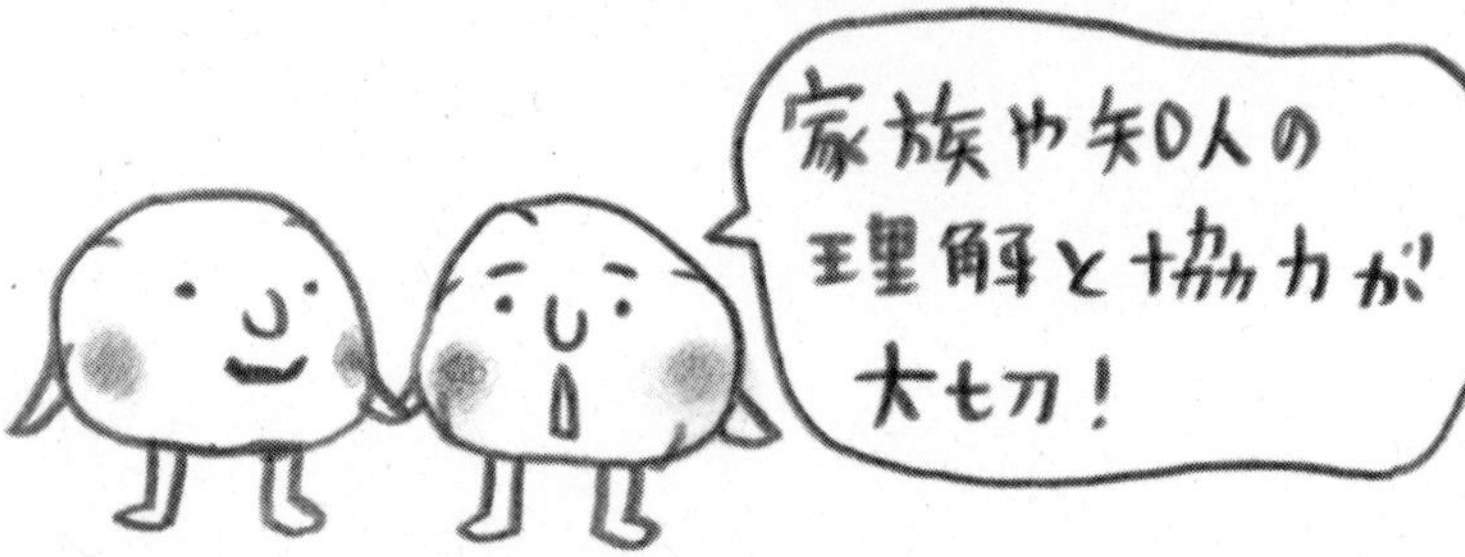

脳卒中や事故で脳に損傷が残り、言語、感情、記憶、学習などに障害が

高次脳機能障害とは、脳出血や脳梗塞などの脳血管疾患や交通事故による衝撃などによる脳の損傷や、水難事故などで一定時間、脳に酸素が供給されなかったことなどによって、ある機能に障害が残ることです。

生命維持に欠かせない呼吸や摂食、身体の麻痺や感覚器官の障害ではなく、言語、思考、感情、記憶、学習、視覚、聴覚といった脳の機能の中でも高次な機能に障害が出るために「高次脳機能障害」と呼ばれます。

もとの状態に戻ったかのように見えるのに、脳に損傷が残ってしまったために、例えば、急に怒り出すというように感情が抑制《よくせい》できなくなったり、急に口数が少なくなったり、無気力になったり、記憶力が低下するというように、肉体的な部分ではなく、その人の行動に障害が現れるために「見えざる障害」と言われてもいます。病気や事故から一命をとりとめ、一見では障害が見えないために、逆にトラブルになることも少なくありません。

障害は脳のどこに損傷が残っているかによって違いますが、次のような障害が残ります。

失語症	うまく話せなかったり、人の話が理解できなくなる。字が読めない・書けないということもある。
失認症	知っていたはずの人の顔がわからなくなる。物の形や色がわからなくなるなど。
感情障害	無関心あるいは無欲になり性格が変わることもある。
注意障害	気が散りやすい、ひとつのことに集中できない。疲れやすく、長時間の作業ができなくなる。
健忘《けんぼう》（記憶障害）	新しいことを覚えられず、数分から数十分前のことも忘れてしまう。物を置いた場所を忘れる、何度も同じことを質問してしまう。
遂行《すいこう》機能障害	ふたつの作業が並行してできない。物事をやる場合に、自分で手順を決めて順序よくやるといったことができない。
社会的行動障害	場違いの場面で怒ったり、笑ったり。我慢ができない。ひとつのものごとにこだわって、変えられなくなる。
地誌的障害	家に帰れなくなる、自宅のトイレがわからなくなってしまう。
半側空間無視	自分が見ている空間の左右どちらか半分を認識できないので、片側にあるものにぶつかったりする。

予防・治療

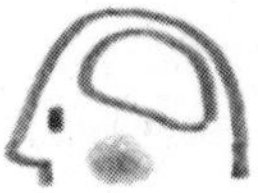

脳の損傷による障害は、もとどおりの機能を取り戻すことは非常に困難です。また、高次脳機能障害を持つ人は、本人もその障害に気づきにくいことが多いものです。

しかし、普通は障害がある一方で、十分に使える能力も残っています。そこをまわりの家族や協力者が見極めて、まだ使える能力を生かすようにリハビリテーションを続けることです。

場合によっては、失われた能力の回復にとらわれすぎず、本人や家族、知人らが協力して新しいライフスタイルを見出すことも重要なことになります。

脳梗塞や脳出血などが原因で、自分のおかれている状況や自宅がわからなくなるなどの症状がでます。単なる老化ではなく、れっきとした病気です。

⑥脳血管性の認《にん》知《ち》症《しよう》

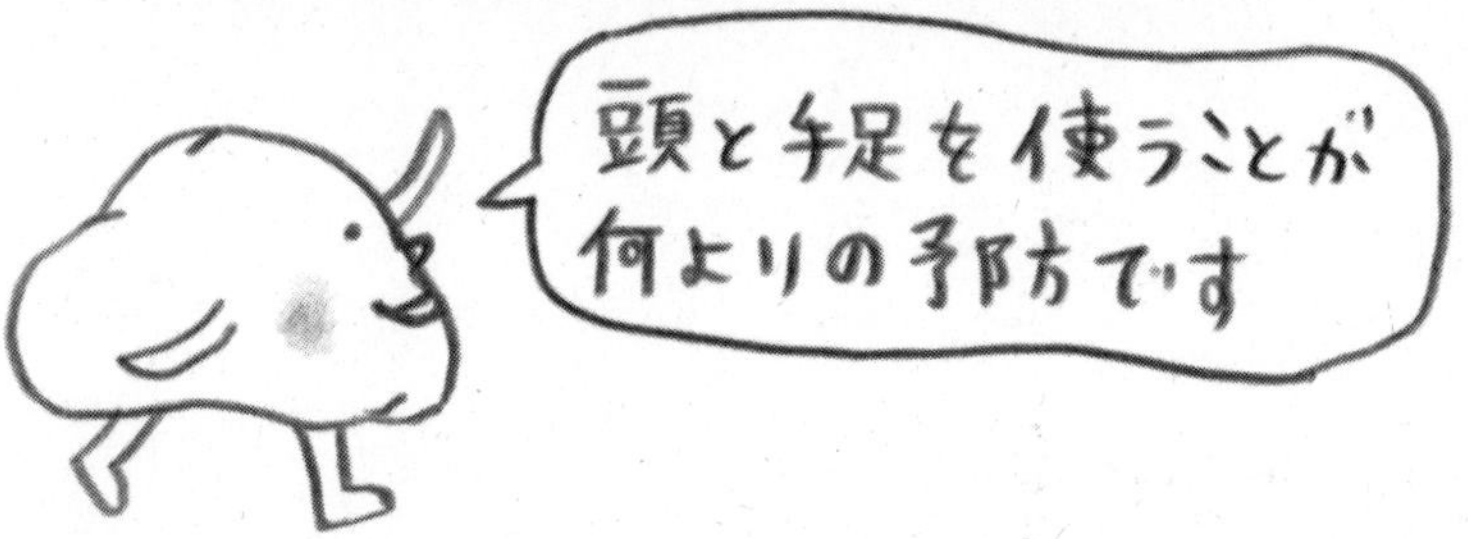

認知症の6割は脳血管障害が原因。なかでも脳梗塞が圧倒的に大きい

歳をとると物覚えが悪くなり、昔のことはよく覚えているのに、つい昨日のことが思い出せなくなったり、人や物の名前が出てこなくなったりします。老化現象によって脳の神経細胞が減ってくるからです。

認知症はこうした老化現象とは違い、脳の神経細胞の減少が通常よりも早く消滅してしまう病気です。物忘れは歳をとれば誰にでも起こりますが、認知症は脳や身体の疾患《しっかん》が原因となり、記憶や判断力などの障害が起こって、普通の社会生活が送れなくなる状態です。

ですから、物忘れが激しくなってきたことを自覚しなくなったら、認知症が始まっていると考える必要があります。認知症は病気であり、単なるもの忘れではないからです。認知症の初期には物忘れとの区別が難しいこともありますが、もの忘れでは記憶障害のみであるのに関わらず、認知症ではもの忘れ以外にも時間や判断が不確かになるといったことも起きてきます。

例えば、自分が置かれている状況がわからなくなったり、外出しても自分の家がわからなくなる、言語障害を起こして話ができなくなるということもありますし、怒りっぽくなったり、不安になったり、異常な行動がみられたりすることもあります。

認知症の原因となる病気はたくさんありますが、脳の血管が破れることによって、脳細胞に壊死《えし》した部分ができる脳血管障害による認知症が約60パーセント、アルツハイマー病による認知症が約30パーセントとなっています。そして、脳血管障害による認知症の原因の70～80パーセントは脳梗塞《のうこうそく》によるもので、脳梗塞を繰り返しているうちに、脳の機能に障害が起こり認知症が進行していくケースが多いようです。症状は脳血管障害によって損失を受けた部位によって異なりますが、めまい、しびれ、言語障害などです。知的能力の低下にはむらがあり、記憶力がかなり低下していても判断力や理解力はかなり保たれているケースもあり、これを〝まだら認知症〟と言ったりします。

なお、日本人は脳梗塞によって脳のあちこちに0・5～15ミリ程度の小さな梗塞巣《こうそくそう》が発生してなる認知症になることが多いといわれています。

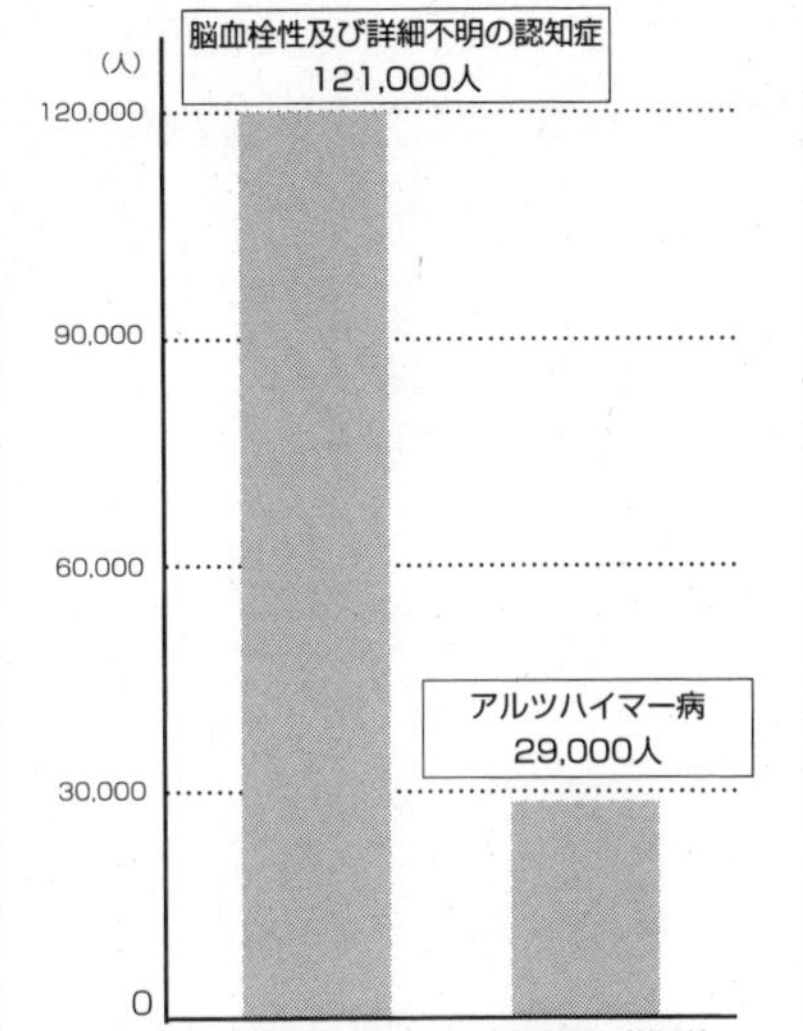

認知症で受診を続けている総患者数（推計）
厚生労働省「患者調査」1999年より作成

予防・治療

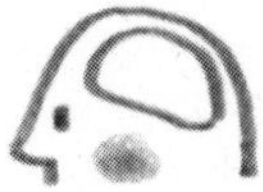

脳血管性の認知症は、原因となる動脈硬化を治療したり、脳血管の血液循環の改善薬や、脳細胞の働きを活発にする薬物治療などがありますが、より一般的に脳の老化を防止するには、議論をしたり、読書をしたり、考えたりして頭を使ったり、手足を使う工夫をすることが大切です。

脳には主役のニューロン（神経細胞）の他に、20パーセントくらいの予備のニューロンがあります。主役のニューロンが死んだときには、この予備のニューロンが働いてくれるようになっているのです。頭を使うことで予備ニューロンが働くようになります。

脳が急激に萎縮して脳の神経細胞が死に、神経回路そのものに異常が生じる病気です。末期には自分の名前すらわからなくなり、死を迎えることになります。

⑦アルツハイマー病

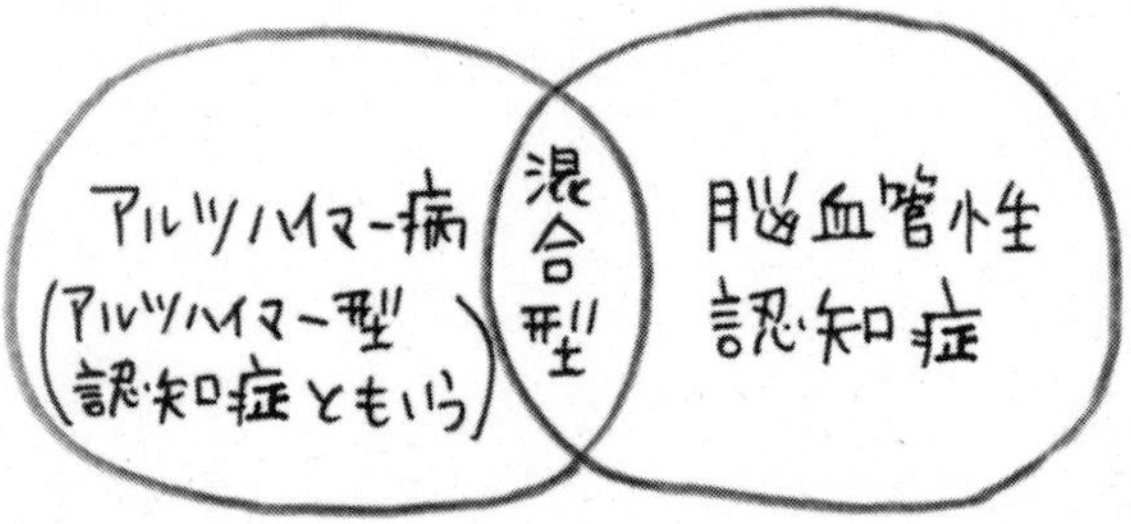

脳の神経細胞が急激に脱落。早期発見で進行を遅らせることも…

アルツハイマー病は、1906年にドイツの精神病医学者のアロイス・アルツハイマーが脳を解剖したことによって発見されました。この病気で亡くなった人の脳は、記憶や判断に関係する脳の神経細胞が死んでいたり、神経細胞同士をつなぐシナプスが脱落していたりして、神経回路そのものがおかしくなっています。

脳の神経細胞は通常の老化によっても減っていきますが、アルツハイマー病では記憶を司《つかさど》っている海馬《かいば》や大脳皮質の神経細胞に大きな脱落が起きていきます。そのために脳自体も小さくなってしまい、もっとも病状が進んだ脳では正常な脳の約60パーセントまで縮んでしまいます。また、アルツハイマー病の患者の脳では、さまざまな神経伝達物質が減少していることもわかっています。

初期のアルツハイマー病の判断は専門医でも、老化による認知能力、記憶力の低下なのか、病気による低下なのかの区別がつけにくいものです。初期の段階では運動麻痺《まひ》や感覚障害などの神経症状もなく、本人にも病気だという自覚はありません。アルツハイマー病はゆっくり発症し、少しずつ悪化していくのです。

しかし、中期になると、時間・場所の見当がつかなくなる、抽象的なことがわからなくなる、自分が忘れていることに気づかない、妄想《もうそう》や幻覚《げんかく》が起こる、徘徊《はいかい》といった、はっきりした症状が現れるようになります。

さらに、末期になると、家族の名前や顔も自分の名前さえもわからなくなり、日常生活が困難になり、寝たきりになって死を迎えることになります。

正常な脳とアルツハイマー病の脳

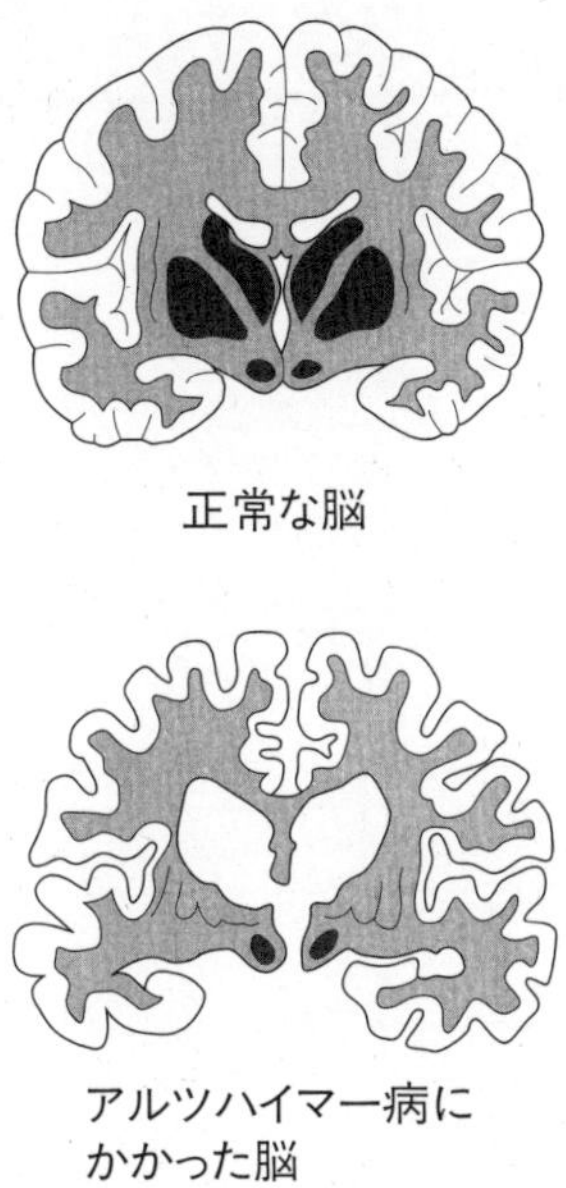

出典：PHP文庫『知って安心！「脳」の健康常識』

30歳より前にアルツハイマー病が発症する場合は極めて希《まれ》で、患者数が多いのは65歳以上。また、男性よりも女性が多くなっています。

10数年前までは原因不明で治療法はないとされていた難病だったアルツハイマー病ですが、現在では早く見つければある程度よくなりますし、進行を遅らせることも不可能ではなくなりました。しかし、患者が家族につきそわれて病院に行く時には、すでに徘徊《はいかい》の兆候が出ていたりと、すでに中期的な症状が出てしまっており、手遅れになっているケースがほとんどです。

予防・治療

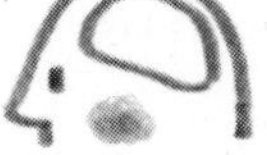

積極的な予防は困難なので、危険因子と考えられているものをあげておきます。取り除けるものはできるだけ節制することをお勧めします。

・両親や兄弟姉妹に発病した人がいる場合は、本人もかかる率（40～64歳で）が高くなります。
・強い頭部打撲は発症を5～7年早めるようです。
・飲料水中のアルミニウムは危険因子です。
・寝たきりの生活になると脳の神経細胞も著しく衰えていきます。
・配偶者の死や定年といった生活環境の変化によって症状がはっきり出ることがあります。

（取材／高橋利直　文／戸矢晃一）

Part2 脳によい食べ物・栄養

脳が喜ぶ食生活 6つのポイント

生活習慣や食生活の偏《かたよ》りから、生活習慣病にかかる人が急増しています。そして、生活習慣病が引き金となって、脳に重大な障害を招くこともしばしばです。脳梗塞《のうこうそく》や脳出血などの脳血管障害や、それが原因で発症する認知症など、脳の障害を防ぐには、生活習慣とともに、食生活も改める必要があります。脳によい食べ物と栄養成分を知って、脳を健康にして、健やかな長生き人生を実現しましょう。

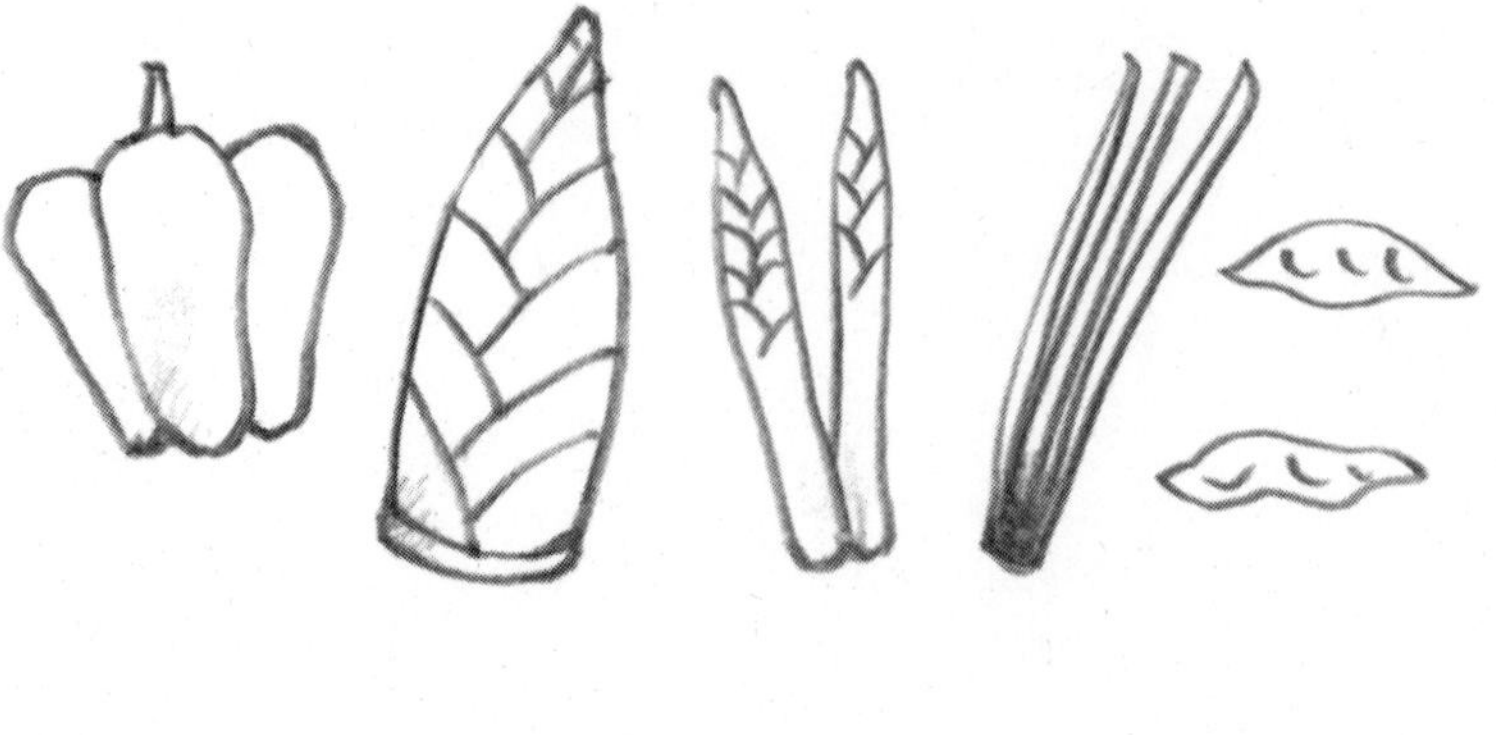

6つのポイント

① 血液をサラサラにして 脳卒中《のうそっちゅう》を防ぐ

いわしなどの青魚やかつお、まぐろに含まれる EPA、DHA が血液をサラサラにし、血栓を防ぎます。みかんの薄皮や外皮との間の白い筋に含まれる食物繊維が血液の脂肪や汚れを取り除き、血液をきれいにします。 …………P80

② 血栓を溶かして 脳梗塞《のうこうそく》を防ぐ

大豆や枝豆、大豆製品に含まれるレシチン、サポニン、イソフラボンには血液中のコレステロールや中性脂肪を溶かし血栓を防止する働きがあり、納豆には血栓を溶かすナットウキナーゼという酵素が含まれています。 …………P82

③ 血管を強く、しなやかにして 認知症・脳血管障害を防ぐ

血管が狭くなったりもろくなると脳梗塞や脳出血の危険が高まります。血管を丈夫にするには良質なたんぱく質が必要です。魚介類、卵、大豆は良質なたんぱく質が豊富です。そばに含まれるルチンも血管を強くします。 …………P84

④ 血圧を下げて 脳血管障害・ボケを防ぐ

魚介類に豊富に含まれるタウリンは血圧を下げ、血液中の悪玉コレステロールや中性脂肪を減らす作用があります。また、青魚に含まれるEPAやDHAは血液をサラサラにして血流をよくし、血圧を下げる作用があります。 …………P86

⑤ コレステロールを下げて 脳の血管を守り、脳細胞を活性化

青魚の DHA、しそ油や海草に含まれるアルファ・リノレン酸、魚介類に含まれるタウリン、大豆レシチン、にんにくの成分アリシンはコレステロールを下げ、脳血管の動脈硬化を防ぎ血流をよくして脳細胞を活性化します。 …………P88

⑥ 脳細胞を活性化し、 脳の発育を促進

青魚やうなぎに豊富な DHA は脳や神経組織の発育、機能維持に働きます。レシチンは記憶力や集中力を高めて老人性認知症の予防によいといわれます。はちみつの糖分は脳内物質セロトニンの分泌を促し精神を安定させます。 …………P90

① 血液をサラサラにして脳卒中を防ぐ

血管が健康な状態であれば脳卒中を防ぐことができますが、血管がボロボロになると脳が危険な状態になります。まず大事なことは、血液をサラサラにして血管の汚れを防ぐ成分が豊富な食べ物を積極的に摂《と》ることです。

●血液をサラサラにする成分

EPA（エイコサペンタエン酸）、DHA（ドコサヘキサエン酸）と呼ばれる脂肪酸には血液中の脂質を減らして血液をきれいにサラサラにする働きや、血液を粘つかせる過剰な血小板の働きを正常にして血栓ができにくくする働きがあります。

●血液をサラサラにする成分を含む食べ物

背の青い魚（青魚）のあじ、いわし、さんま、さば、その仲間の大型魚まぐろ、かつおなどの魚類には、血液をサラサラにする成分の　EPA　やDHA が豊富に含まれています。毎日の食卓に、魚料理を１品つけると、脳卒中の予防に役立つでしょう。

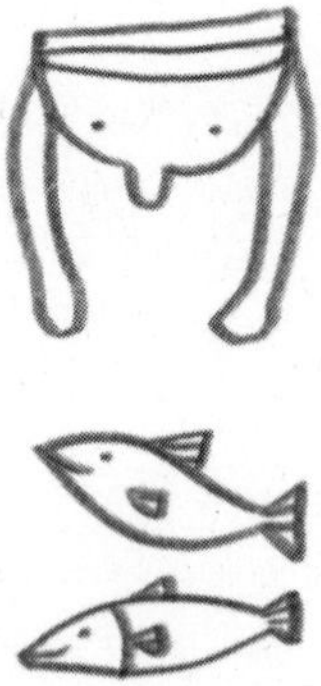

できれば生で、刺身や酢の物がおすすめ

青魚 あじ・いわし・さんま・さば

背の青い魚には、血液をサラサラにして血栓《けっせん》をできにくくするＥＰＡとＤＨＡが豊富に含まれています。ＥＰＡ、ＤＨＡは魚の脂肪分に多く含まれていますので、煮たり焼いたりして加熱調理すると脂肪分が溶け落ちて、血液をサラサラにする成分を摂取する効率が悪くなることにつながります。

ＥＰＡ、ＤＨＡを最も効率よく摂取するには、刺身など、生で食べることです。生臭さが嫌いな人は、酢の物にすれば生臭さが消えます。

酢には血圧や血糖値を下げて血液をサラサラにする作用がありますので、青魚との組み合わせで、効果が倍増します。

魚を生で食べるには鮮度が大事です。目に濁《にご》りがなく、腹部がきれいな銀色をしていて弾力があり、尾やヒレがピンと張っているものがよいでしょう。全体が青みのある銀色に輝いていれば新しいものといえるでしょう。

まぐろ

サクで買って、食べる直前に切り分けを

大型魚のまぐろも青魚の仲間です。EPA、DHAが豊富ですから血液をサラサラにし、血栓を防ぐ作用があり、生活習慣病予防に最適な食べ物のひとつです。

EPAやDHAは酸化すると過酸化脂質という体に悪い成分に変化しますので、サク（たんざく型のかたまり）で買って、食べる直前に切り分けるとよいでしょう。

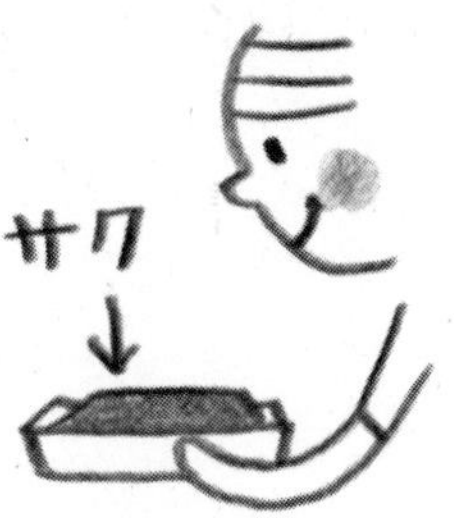

かつお

酢醤油《すじょうゆ》に、にんにく、しょうが、ねぎを添えて

かつおも青魚の仲間です。旬の脂《あぶら》の乗ったかつおはEPA、DHAの宝庫です。まぐろに比べて値段も安いので、EPA、DHAを摂るには最適です。

酢醤油《すじょうゆ》に悪玉コレステロールや中性脂肪を減らす成分を含むにんにく、しょうが、ねぎなどを添えて食べれば、血液サラサラ効果や血栓防止効果がさらに高まります。

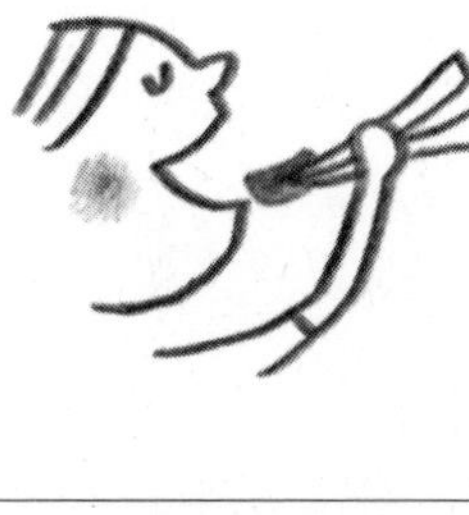

みかん

薄皮や、外皮との間の白いすじに効果

果肉を包む薄皮、外皮との間にある白いすじには水溶性植物繊維のグァーガムが豊富に含まれています。このグァーガムには血液中の脂肪や汚れをくっつけて取り除く働きがあり、血液をきれいにし、血流を改善する作用がありますから、脳の病気を引き起こす危険因子となる動脈硬化や高血圧の予防に役立ちます。

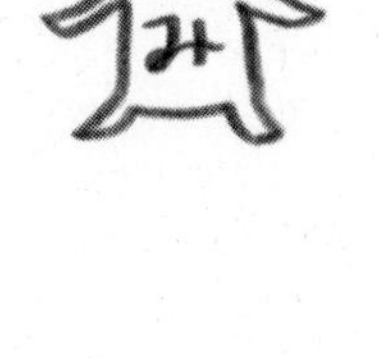

② 血《けつ》栓《せん》を溶かして脳《のう》梗《こう》塞《そく》を防ぐ

血液がドロドロになると血栓（血液のかたまり）ができやすくなります。血栓が動脈硬化を起こした血管につまると脳梗塞や心筋梗塞を引き起こします。血栓を予防したり、溶かす成分を含む食べ物を積極的に摂りましょう。

●血栓を予防・溶かす成分

大豆や大豆製品に含まれるサポニン、レシチン、イソフラボンには動脈硬化の原因となる血液中のコレステロールや中性脂肪を減らす働きがあります。納豆のネバネバのもとであるナットーキナーゼという酵素には血栓を溶かす働きがあります。

●血栓を予防・溶かす成分を含む食べ物

煮物など大豆を使った料理、枝豆、大豆製品の納豆、豆乳などさまざまあります。大豆の栄養成分がそのまま摂取できる大豆の煮物や枝豆、さらにナットウキナーゼの血栓を溶かす作用との相乗効果がある納豆などを積極的に摂りましょう。

納豆

血栓防止に最適、高温調理は避けて

煮大豆を納豆菌で発酵させた納豆にはサポニン、レシチン、イソフラボンなどが含まれるのと同時に、納豆菌によってナットウキナーゼという酵素《こうそ》がつくりだされています。

ナットウキナーゼは、血液をかたまりやすくする成分に作用して血液の粘《ねば》りつきを予防し、できた血栓を溶かす働きもあります。高温調理に弱いので、炊《た》き立ての熱いご飯や納豆汁などは避けたほうがよいでしょう。

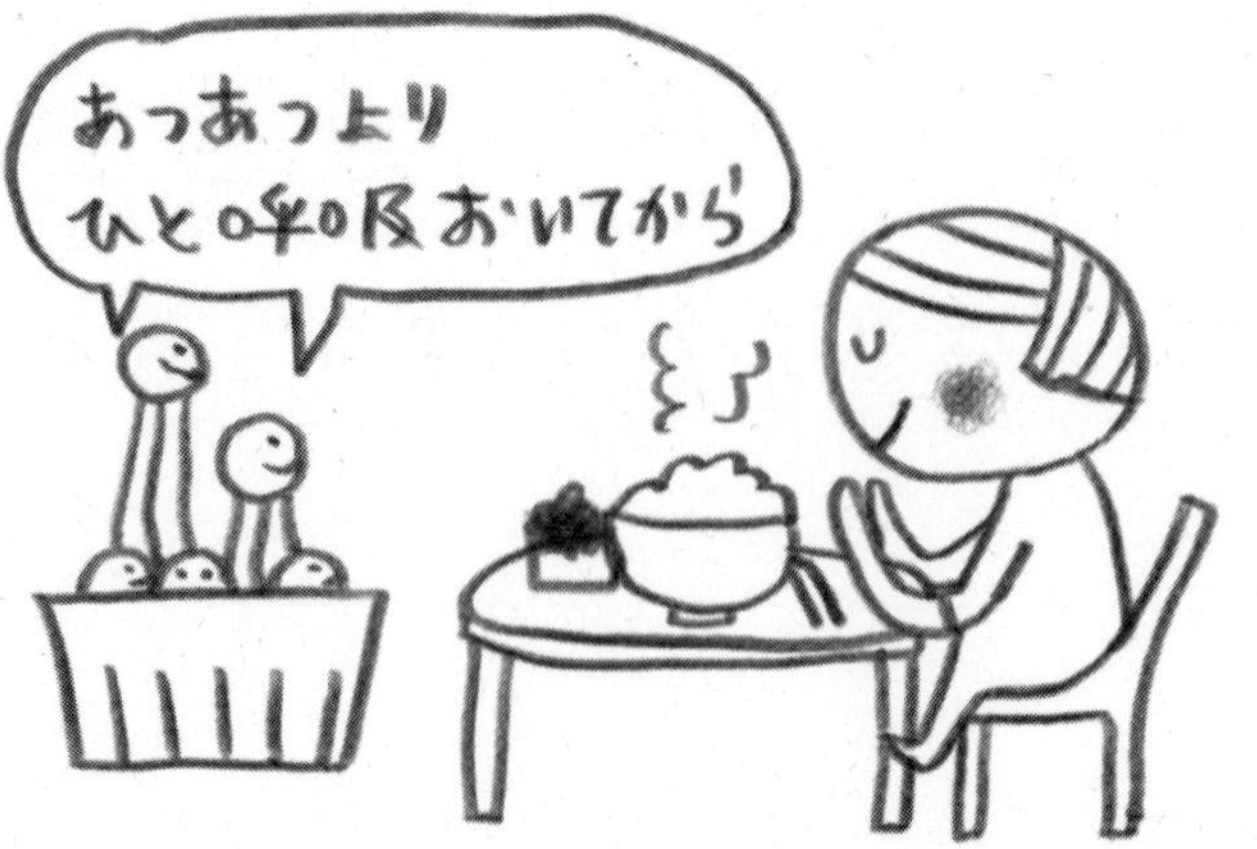

大豆・大豆製品

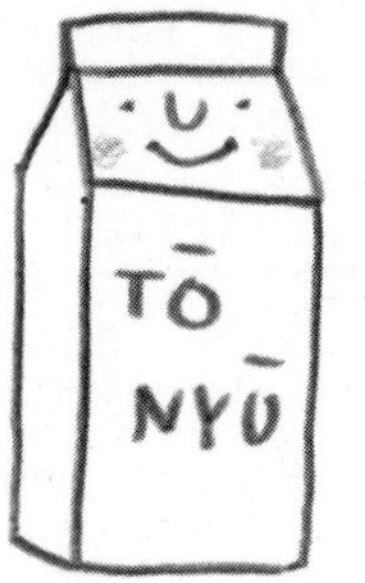

煮物に入れて、成分を丸ごと摂取

大豆には、ドロドロ血液の原因となる悪玉コレステロールや中性脂肪を溶かして排泄する作用がある大豆レシチンやサポニン、イソフラボンが豊富。これらの成分を効果的に摂取するには煮物に入れたり、煮豆にして煮汁までしっかり摂るとよいでしょう。豆乳にも含まれますので豆乳を使った料理、飲み物も効果が高いでしょう。

枝豆

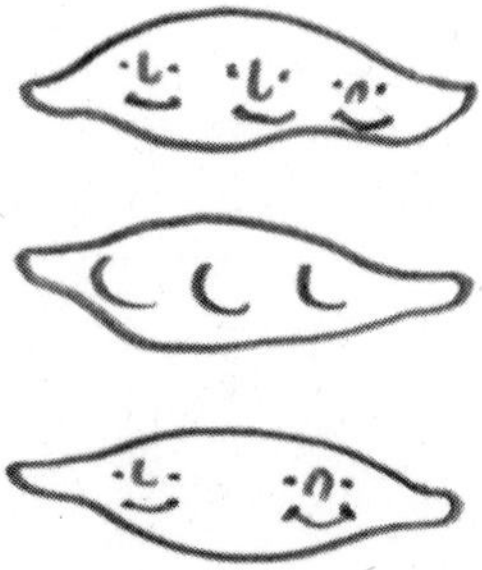

血栓防止に効果、茹《ゆ》ですぎには注意を

大豆と同じようにレシチンやサポニン、イソフラボンが豊富で、血栓の原因となる悪玉コレステロールや中性脂肪を溶かして排泄します。枝豆には大豆にはないビタミンCが含まれています。ビタミンCは活性酸素を消去して老化を防ぎ、風邪《かぜ》防止にも有効です。茹《ゆ》ですぎてビタミンCを壊さないようにしましょう。

ピーマン

香りの成分で血栓防止　炒めても、生でもよい

独特の青くさい臭いの成分、ピラジンには血がかたまるのを防ぐ働きがあり、脳梗塞や心筋梗塞の予防と改善に役立ちます。

ピーマンはビタミンCやβ－カロテンなども豊富です。まだ未熟の緑色のピーマンより、完熟した赤ピーマンのほうが栄養成分が多いので、赤ピーマンも食べてみましょう。炒《いた》めて食べても、生で食べてもよいでしょう。

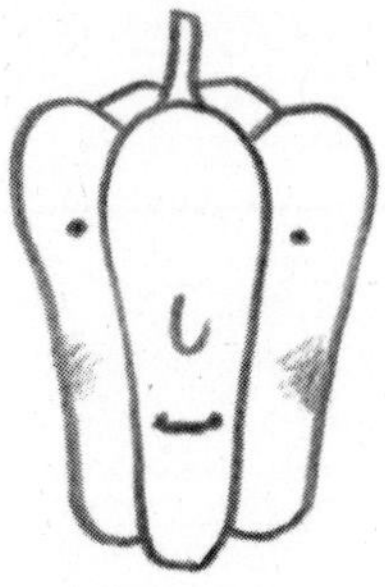

③ 血管を強く、しなやかにして 認知症・脳血管障害を防ぐ

脳の血管がつまったり、破れたりすると認知症（脳血管性認知症）を引き起こします。血液をサラサラにすると同時に、血管を丈夫にする必要があります。血管を丈夫にするには、良質のたんぱく質やルチンを摂取することが大事です。

●血管を丈夫にする成分

良質のたんぱく質は、体内で合成できないので食べ物から摂取しなければならない「必須アミノ酸」（9種類）を含むもので、魚類、肉類、牛乳、乳製品、卵、大豆などに豊富です。また、毛細血管を強くするルチンの摂取も大切です。

●血管を強くする成分が豊富な食べ物

たんぱく質は筋肉や血液、血管などをつくり、ホルモンや酵素、免疫物質の成分になる重要な栄養素です。良質なたんぱく質が豊富な食べ物は魚介類、卵、肉類、大豆などです。ルチンを多く含む食べ物はアスパラガスやダッタンソバなどです。

魚介類

良質たんぱく質の宝庫 まぐろの赤身は美肌効果も

魚は、必須アミノ酸がバランス良く含まれている良質なたんぱく質の宝庫です。特に大型魚のまぐろやかつおは良質たんぱく質を摂るには格好の食べ物です。

良質たんぱく質のまぐろの赤身とビタミンB群の組み合わせは新陳代謝を促進し、きれいな肌をつくります。また、かつおの＊血合《ちあ》いや赤身は鉄分が豊富で、貧血症の人にはもってこいの食べ物です。

あじやいわしなどの小魚も毎日ひと品食べれば効果的です。

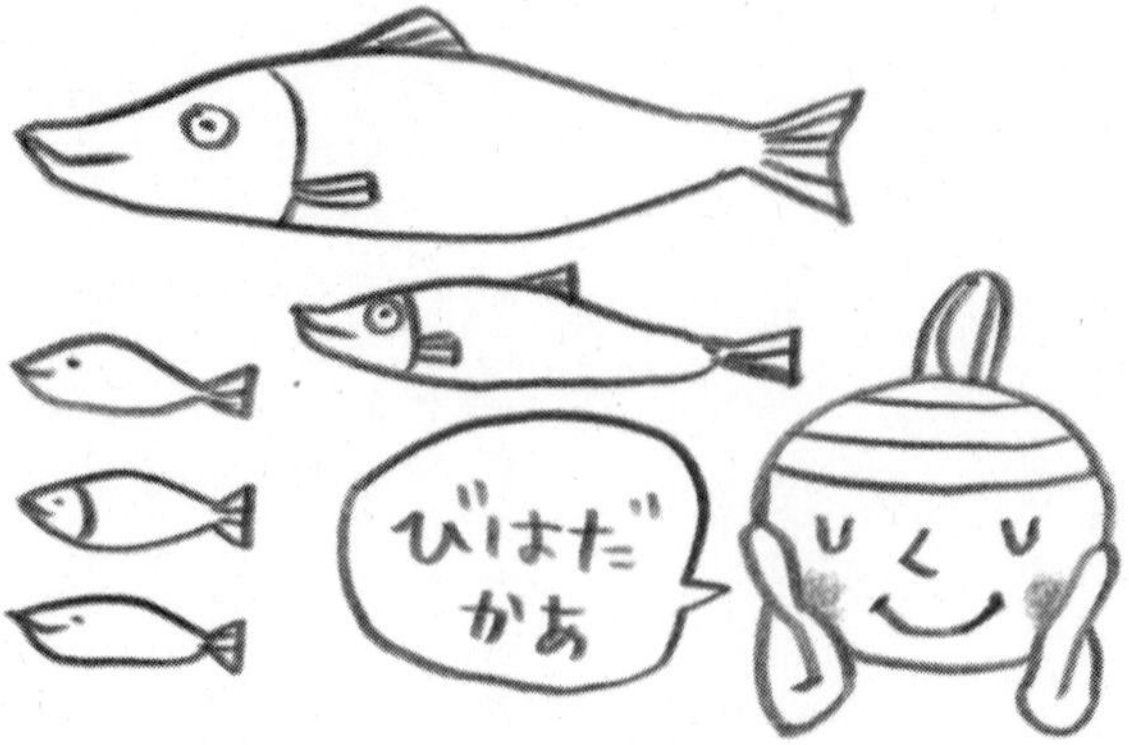

＊血合《ちあ》い…まぐろやかつおなどの身の黒ずんだところ。

卵

卵でコレステロールは上がらないという説

卵には、必須アミノ酸をバランスよく含む良質なたんぱく質が豊富。卵白と卵黄には、それぞれコレステロールを除去する働きがあるシスチンやレシチンが含まれており、最近では、卵を食べてもコレステロールは上がらないという報告もあります。卵黄にはビタミンAや鉄、カルシウムなど、ビタミン、ミネラルが豊富です。

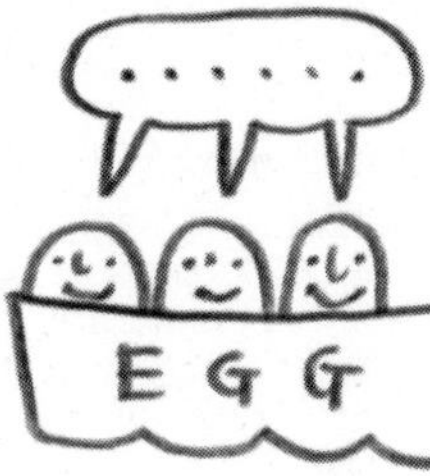

大豆・大豆製品

最高評価のたんぱく質摂取で血管を強化

大豆や枝豆、豆腐などには、必須アミノ酸をバランスよく含む良質たんぱく質が豊富です。

大豆たんぱくは、これまで肉類や卵、牛乳・乳製品のたんぱく質に比べて低評価でしたが、世界の最新の栄養評価法では、卵、牛乳とともに最高評価となっています。

肉類に比べて脂肪や、コレステロール増加の心配がありません。

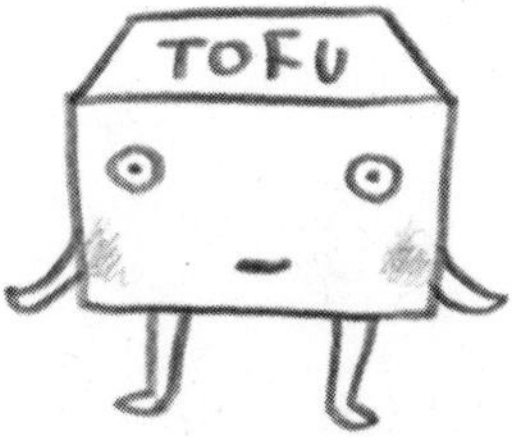

アスパラガス

穂先までしっかり食べて血圧降下、血管強化を

美肌効果があるとされるアスパラギン酸が豊富ですが、穂先部分に豊富に含まれているルチンに、血圧を下げ、ビタミンCとともに働いて毛細血管を強くする作用があります。脳血管性認知症（痴呆）の原因となる高血圧や動脈硬化の予防に役立ちます。

ルチンはダッタンソバにも豊富に含まれています。

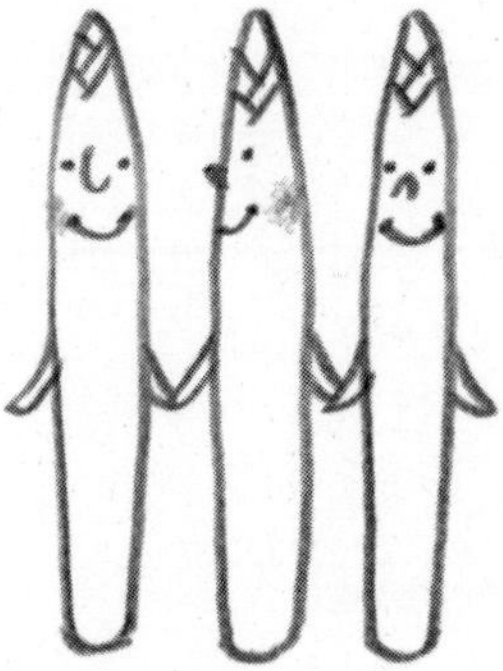

④ 血圧を下げて脳血管障害・ボケを防ぐ

脳血管障害による認知症を防ぐには、危険因子である高血圧や心臓病、糖尿病、高コレステロール血症などを防ぐことが大事です。特に血圧を下げることは脳血管障害の進行をくい止めます。血圧を下げる料理例も紹介します。

●血圧を下げる成分

血液がサラサラになれば血流がよくなり、血圧が下がります。血液をサラサラにする成分には青魚に含まれる EPA や DHA があります。いかや貝類などに含まれるタウリンには血圧やコレステロール、中性脂肪を下げる働きがあります。

●血圧を下げる成分を含む食べ物

EPA や DHA を豊富に含む青魚（あじ、いわし、さんま、さば）やその仲間のかつお、まぐろなど。タウリンを豊富に含むいか、たこ、かき、はまぐりなどの魚介類。するめ、干し貝柱など、乾物にはタウリンが凝縮されています。

いか・たこ

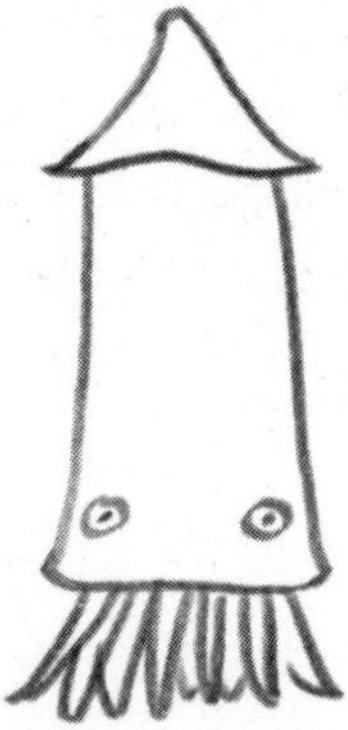

血圧を下げるタウリンを食物繊維と一緒に

いかやたこ、貝類に含まれるタウリンは血圧や血液中のコレステロールを下げるほかに、肝臓の解毒作用を強め、不整脈を防ぐなどの働きをします。また、赤ちゃんの発育や目の成長などにも大切な役割を果たします。食物繊維の多い食べ物と一緒に摂《と》るとコレステロールをさらに下げ、肝臓を強め、動脈硬化の予防に役立ちます。

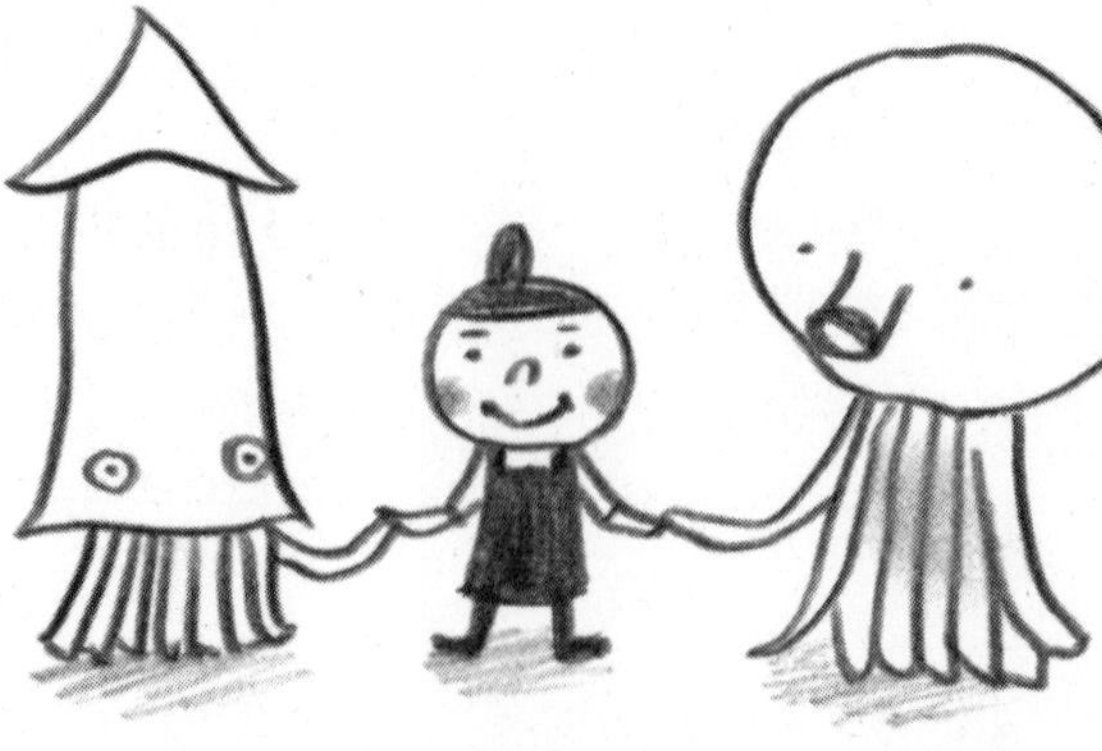

青魚

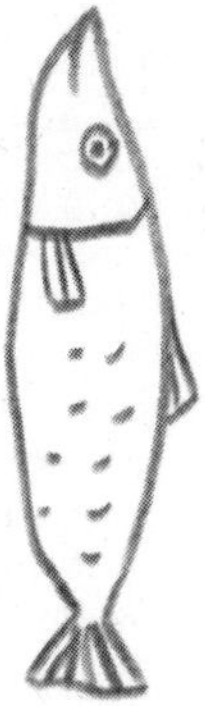

血流をよくして血圧を下げる作用

　前にも述べたように、青魚に含まれるＥＰＡは血流をよくして血圧を下げ、脳血管障害や心筋梗塞などの予防に役立ちます。

　コレステロール、中性脂肪を下げる酢、コレステロール値を下げるにんにく、疲労のもと乳酸分解作用のあるねぎ、血液凝固を防ぐ作用のあるしょうがなどといっしょに食べるとよいでしょう。

血圧を下げる減塩料理

●蒸し鶏のマリネ

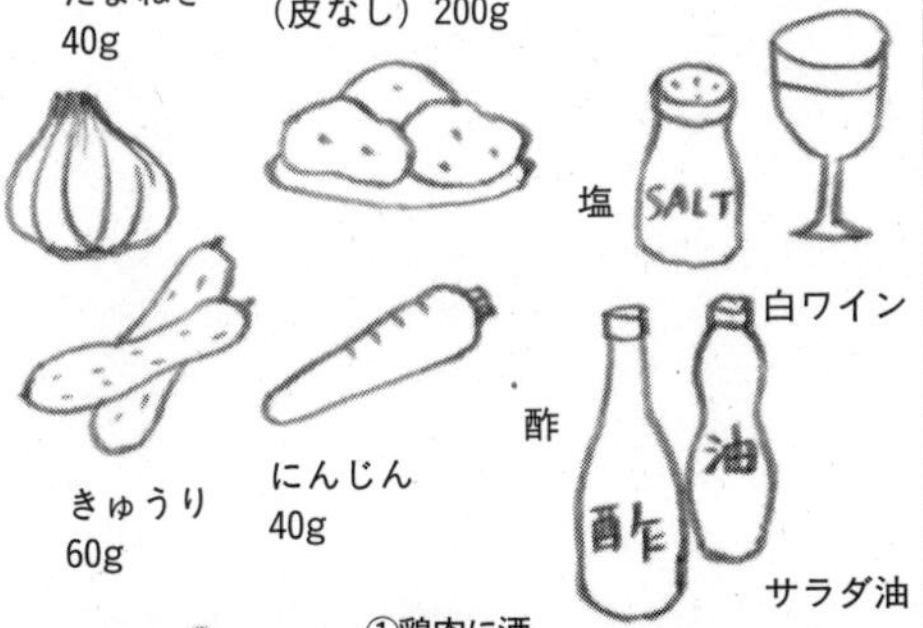
たまねぎ
40g
鶏のむね肉
（皮なし）200g
混ぜ合わせ用
塩
SALT
白ワイン
酢
酢
油
サラダ油
きゅうり
60g
にんじん
40g

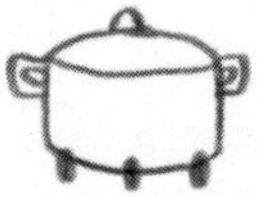

①鶏肉に酒と塩をふり、強火で10分間蒸す。

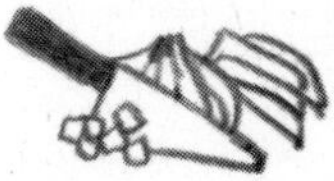

②たまねぎは薄切り、にんじん、きゅうりはせん切りにする。

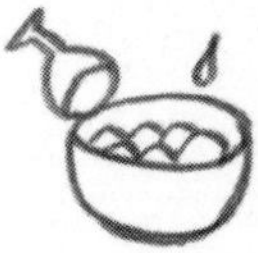

③塩、酢、白ワイン、サラダ油を混ぜ合わせる。

④③に②を加える。

⑤鶏肉は冷めたら一口大のそぎ切りにする。

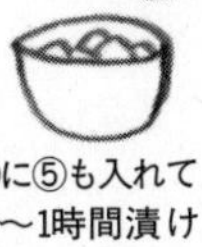

⑥④に⑤も入れて30分～1時間漬ける。

●大根と干し貝柱のスープ煮

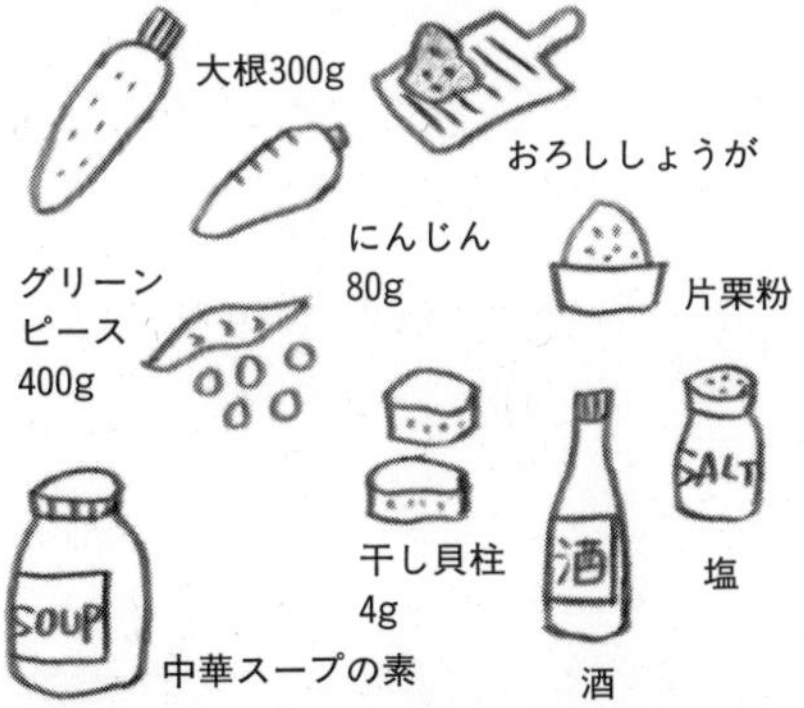
大根300g
おろししょうが
にんじん
80g
片栗粉
グリーン
ピース
400g
SALT
酒
干し貝柱
4g
塩
SOUP
中華スープの素
酒

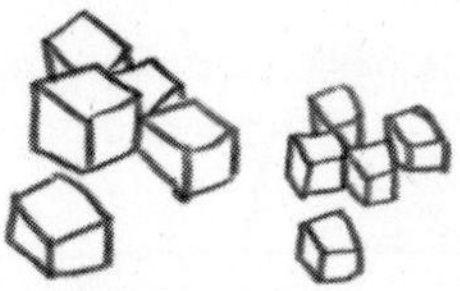

①大根は1.5cm角、にんじんはそれより少し小さく切る。

②鍋に貝柱をつけた汁、中華スープを入れて、野菜が柔らかくなるまで煮る。

③水でといだ片栗粉を入れてトロみをつけ、おろししょうが、酒と塩で味をつける。

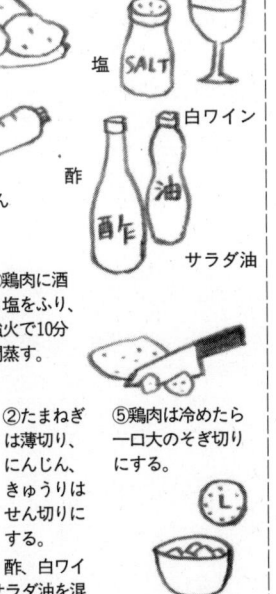

⑤ コレステロールを下げて脳の血管を守り、脳細胞を活性化

細胞に酸素や栄養を送る血管（動脈）にコレステロールがたまると、血管が硬く狭くなって血液が流れにくくなり、そこに血栓ができて血液の流れが止まります。それが心臓の血管に起これば心筋梗塞、脳の血管に起これば脳梗塞です。

●コレステロールを下げる成分

青魚に含まれる EPA や DHA、しそ油や海草、緑色野菜に含まれるアルファ・リノレン酸、オリーブオイルに含まれるオレイン酸、いかやたこなど魚介類に含まれるタウリン、大豆レシチン、にんにくの成分アリシン、ブロッコリーやれんこん、しそ、赤ワインに含まれるポリフェノール、食物繊維など。

●コレステロールを下げる成分を含む食べ物

青魚（あじ、さんま、いわし、さば、かつお、まぐろ）、いか、たこ、かき、はまぐり、赤じそ、青じそ、海草、にんにく、大豆・枝豆、納豆、ピーマン、ブロッコリー、春菊、かぼちゃ、サラダ菜、れんこん、もやし、うこん、しいたけ、ナッツ他。

大豆・レンコン

大豆レシチン、野菜のポリフェノールをたっぷり

大豆にはコレステロールを溶かして、血管壁に付着するのを防ぐレシチンが豊富です。

また、野菜や果実の渋みのもとポリフェノールは悪玉コレステロールの酸化を阻《はば》み動脈硬化を防ぎます。含有量の多い、れんこん、ブロッコリー、シソ、もやし、さつまいも、ごぼう、やまいも、ししとうがらしなどの野菜を十分に摂りましょう。

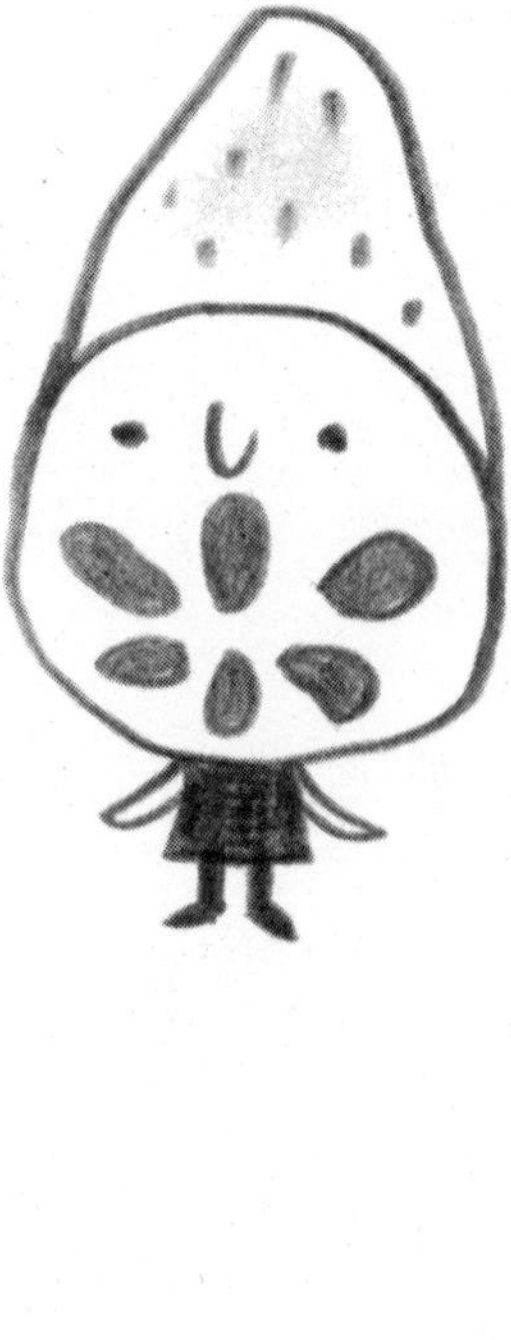

にんにく・しそ

しそ、緑色野菜、海草、にんにくを使うと効果的

にんにくに含まれるアリシンという成分が肝臓でコレステロールを生産する酵素の働きを抑え、血液中の悪玉コレステロールを減らします。

しそや緑色野菜、海草などに含まれるアルファ・リノレン酸は血液中のコレステロール、血糖値を下げる働きがあります。

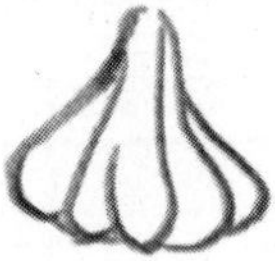

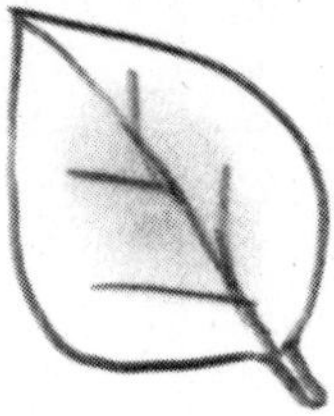

しそ油と春菊、サラダ菜、かぼちゃ、にんにく、海草などを使う料理が効果的でしょう。

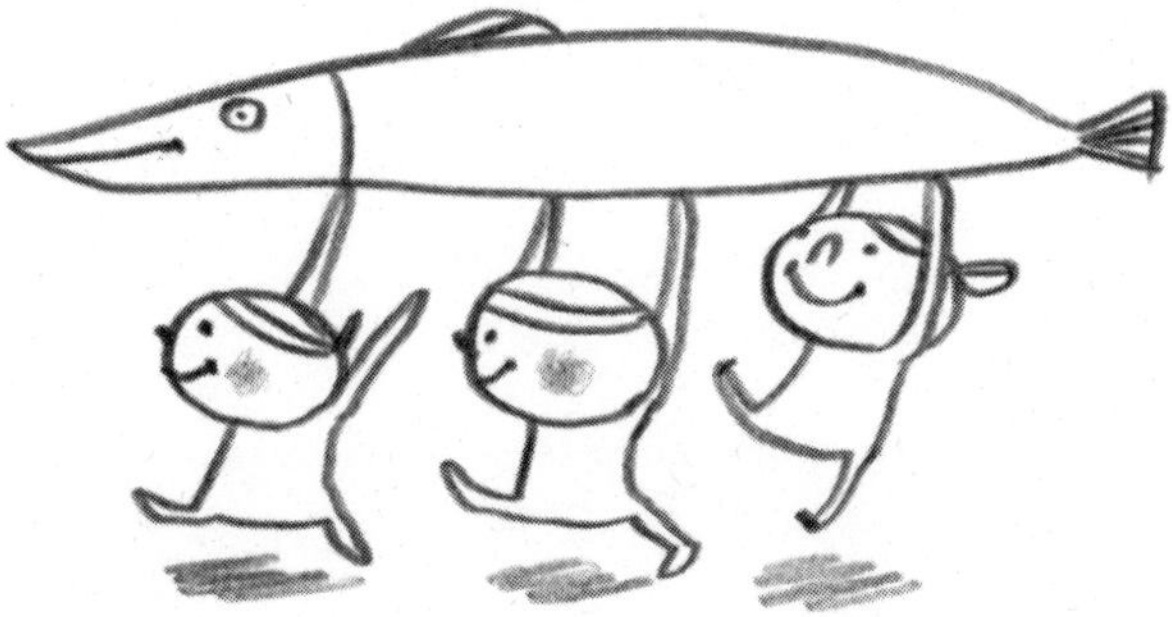

青魚・魚介類

かきやはまぐり、ほたてを酢の物で

たこ、いか、貝類のかきやはまぐり、ほたてなどには総コレステロールを下げ、善玉コレステロールを増加させ、血圧を下げる作用のあるタウリンが多く含まれています。

いか、たこ、貝類も酢の物にすれば、タウリンと、血液をサラサラにし、血圧、血糖値を下げる作用のある酢の成分との相乗効果も期待できます。

あじ、さんま、いわし、さばなど青魚には悪玉コレステロールや中性脂肪を減らす働きのあるＥＰＡ、ＤＨＡが豊富です。

⑥ 脳細胞を活性化し、脳の発達を促進

脳によい食べ物とは、脳の血流をよくして脳卒中や脳梗塞を予防し、脳細胞の機能を活発にする食べ物のことです。脳によい食べ物を積極的に摂って、脳細胞を活性化し、認知症や障害のない健康な脳の健全な発達を促進しましょう。

●脳細胞を活性化する成分

DHA は人の脳や神経組織の発育、機能維持に働き、EPA は血液をサラサラにして脳の血流をよくします。レシチンは脳の神経伝達物質の合成に欠かせない成分で記憶力や集中力を高め、老人性認知症の予防に役立つといわれています。

●脳細胞を活性化する成分を含む食べ物

DHA を豊富に含む青魚、うなぎ、ししゃも、アリシンが豊富なにら、チロシンが豊富なたけのこ、栄養成分をバランスよく含む落花生、良質たんぱく質とレシチンが豊富な枝豆、脳内物質セロトニンの分泌を促すはちみつなど。

青魚 あじ・いわし・さんま・さば

DHAが豊富 毎日でも食べたい

毎日1品食べることで、日常的にDHAを摂取でき、脳細胞の活性化に役立ちます。

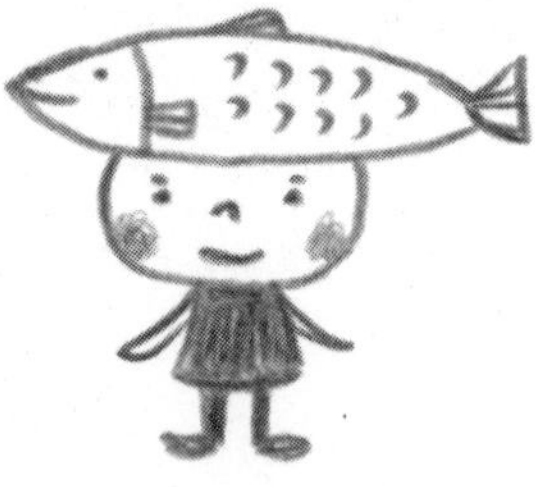

かつお・まぐろ

脳細胞のもとになる良質たんぱく質も豊富

脳細胞の活性化に役立つDHA、EPAに加え、脳の細胞をつくる良質たんぱく質が豊富な食材。

うなぎ

脳の発育を促進、動脈硬化を防ぐ

脳の発育に役立つDHAや、悪玉コレステロールを減らし動脈硬化を防ぐビタミンEが豊富。

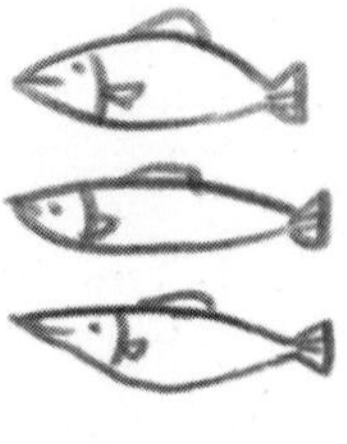

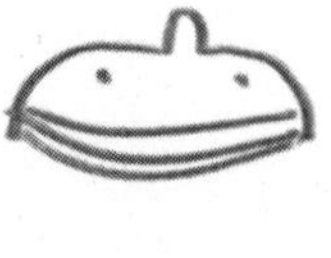

ししゃも

丸ごと食べて、脳力をアップ!

脳を健康に保つ働きのあるDHAが豊富。カルシウムが多く、骨粗鬆症《こつそしょうしょう》や骨折予防にも役立ちます。

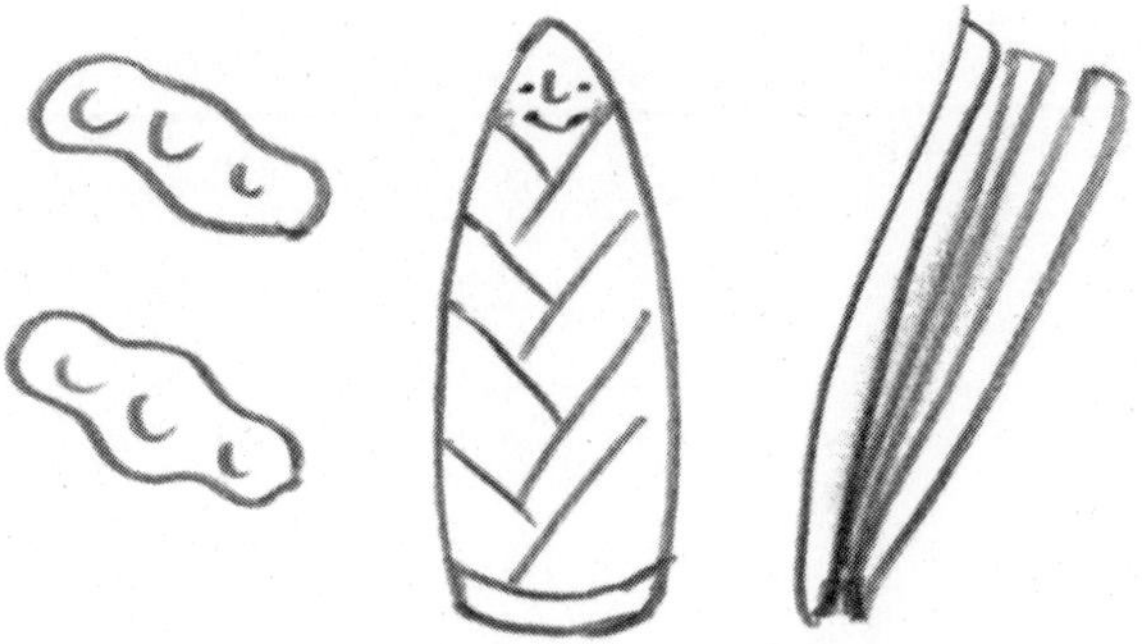

にら

脳の疲労回復にもってこいの食べ物

脳の疲労回復に役立つアリシンが豊富。抗酸化作用もあり、動脈硬化予防にも。

たけのこ

うま味成分を逃さず食べて老化を防止

うま味成分のチロシンが新陳代謝を促進し、ホルモンの生成を盛んにして脳を活性化、老化を防止。

落花生

栄養バランスに優れた長生き食品

良質たんぱく質、脂質、ビタミンB群をバランスよく含み、長生きや脳の活性化に役立つ食べ物。

枝豆

良質たんぱく質とレシチンが豊富

豊富に含まれるレシチンが記憶力、集中力を高め、老人性認知症予防に役立つといわれます。

はちみつ

脳内物質の分泌促進精神を安定させる作用

脳内物質のセロトニンの分泌を促し、神経をくつろがせて精神を安定させ、熟睡させてくます。

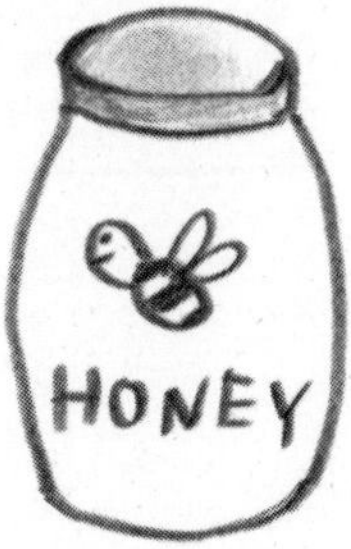

（取材／高橋利直　文／矢崎栄司）

脳についてのまとめのページ

「脳力」について、各先生方のお話の要点を整理しました。元気な脳をつくるためのヒントにどうぞ！

●100歳になっても衰えない脳をつくるために

加藤俊徳先生（脳の学校代表取締役・医学博士）

・得意分野を極める
・いつまでもチャレンジ精神を持ち続ける
・脳前方の前頭前野という領域を鍛《きた》える

●幸せ脳をつくるために

有田秀穂先生（東邦大学医学部統合生理学教授）

・お日さまの光を浴びてセロトニン神経を鍛える
・歩行や咀嚼《そしゃく》などの日常動作をリズミカルに行う
・腹筋呼吸を意識する

●できる脳・仕事脳をつくるために

池谷裕二先生（東京大学大学院薬学系研究科講師・薬学博士）

・机の前でじっとするよりまず体を動かす
・良いアイデアが浮かばないときは場所を変える
・体が元気だと脳もゆらいで記憶力が高まる

●歳をとっても脳力を伸ばすために

佐藤眞一先生（明治学院大学心理学部教授）

・脳が硬直化しないように広く興味を持つ
・経験を活かしたライフスタイルを考える
・新しい知識を定着させるためにメモをとる

脳の危ない病気とその予防

①**脳梗塞《のうこうそく》**…高脂肪血症や糖尿病などによる血管のトラブルを避ける。高栄養価にも注意。

②**脳出血《のうしゅっけつ》**…原因の90％以上は高血圧が原因。血液がサラサラになる食べ物に心がける。

③**くも膜下出血《まくかしゅっけつ》**…高血圧、喫煙、糖尿病、飲酒、肥満などの要因を生活習慣から取り除く。

④**脳腫瘍《のうしゅよう》**…ストレス、過労、喫煙などが要因。基本は健康的な日常生活を心がけること。

⑤**高次脳機能障害《こうじのうきのうしょうがい》**…脳血管疾患や交通事故などの外科的要因も。血液サラサラに心がける。

⑥**脳血管性の認知症《にんちしょう》**…認知症の6割が脳血管障害、3割がアルツハイマー病が原因。

⑦**アルツハイマー病**…積極的な予防は早期発見。過労やストレス、生活環境の変化も要因。

脳が喜ぶ食生活のポイント

【血液をサラサラにする】
〈成分〉EPA、DHA
〈食品〉あじ、さんま、まぐろ、かつお、みかん等

【血栓《けっせん》を予防、溶かす】
〈成分〉サポニン、レシチン、イソフラボン
〈食品〉納豆、大豆、枝豆、ピーマン等

【血管を強くしなやかにする】
〈成分〉必須アミノ酸、ルチン
〈食品〉魚介類、卵、大豆、アスパラガス等

【血圧を下げる】
〈成分〉EPA、DHA、タウリン
〈食品〉いか、たこ、あじ、いわし、さんま等

【コレステロールを下げる】
〈成分〉EPA、DHA、レシチン、イソフラボン
〈食品〉大豆、レンコン、ニンニク、しそ、青魚等

【脳細胞を活性化する】
〈成分〉EPA、DHA、レシチン
〈食品〉うなぎ、にら、たけのこ、落花生、はちみつ等

ガン医療のわなに陥らないために

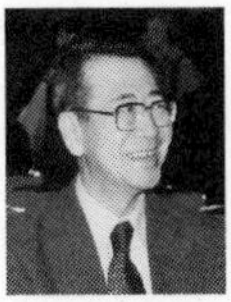

安保徹(新潟大学大学院医歯学綜合研究科教授) Toru Abo

がんに負けないコツ

胸腺外分化T細胞の発見、白血球の自律神経支配のメカニズム解明、胃潰瘍＝胃酸説を覆す顆粒球説などで医学界に大きな衝撃を与える。世界的免疫学者。著書に『未来免疫学』、『ガンは自分で治せる』等多数。

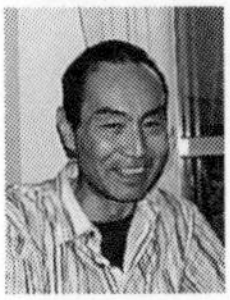

川竹文夫(ガンの患者学研究所代表) Humio Kawatake

ガンは治らないって誰が決めた?

ガン発病をきっかけにガンの自然治癒研究。成果をＮＨＫスペシャル「人間は何故治るのか」にまとめる。1996年に「ガンの患者学研究所」を発足。月刊『いのちの田圃』を発行する傍ら全国を講演活動。

「がんばらない」けど「あきらめない」

がんに負けないコツ

安保 徹（新潟大学大学院医歯学総合研究科教授）

がんになったとき、
一般の人はまず医療機関に行きますが、
医師に委ねすぎないことが大切です。
私の免疫理論からすると、
がんは生き方の無理を教えてくれるもので、
決して攻撃目標ではありませんし、
余命宣言も必要ありません。
そこがもう間違っているのです。
がんは自分でつくった病気です。ですから、
自分で治すという気持ちが大切です。

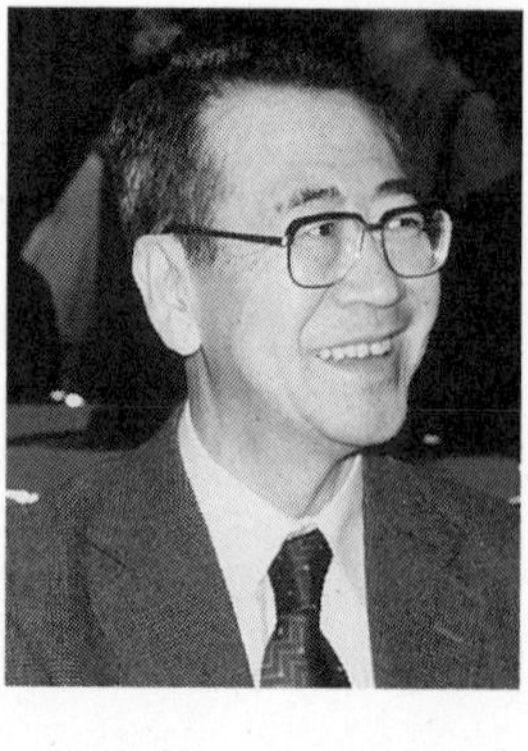

あぼ　とおる
1947年青森県生まれ。東北大学医学部卒業。医学博士。1980年米国アラバマ州立大学留学中に、ヒトNK細胞抗原CD57に対するモノクローナル抗体（Leu-7）を作製。1989年胸腺外分化T細胞を発見。1996年白血球の自律神経支配のメカニズムを解明。2000年、百年来の通説、胃潰瘍＝胃酸説を覆す顆粒球説を発表し大きな衝撃を与える。英文論文の発表数は200本以上、国際的な場で精力的に活躍し続ける世界的免疫学者。著書に『未来免疫学』、『免疫革命』、『ガンは自分で治せる』『薬をやめると病気は治る』等、顆粒球・リンパ球理論で免疫学関連の著書多数。

人は何故、がんになるのか？

適応を越えた生き方ががん発症の原因

50年前の日本では、人々は貧しく重労働によって生活を支えていました。皆が交感神経を緊張させて極限まで頑張っていた時代だったのです。その後日本が豊かになり電化製品の発達や機械化が進み、人々が過酷《かこく》な労働から解放されると、今度は、長時間労働や人間関係の悩みなどといった別のストレスを抱えるようになりました。

実際、がん患者さんの話を聞くと、無理して無理してがんになっているケースが多く、具体的には交感神経と副交感神経という、ふたつの自律神経のバランスが崩《くず》れています。

「日中がんばって仕事をして、夜は疲れてぐっすりと寝る」。これが自律神経のバランスがとれているときのリズムです。ところが、無理が続いたり、悩み事を抱えて苦しんだりという局面が長時間続くと、自律神経のバランスが崩れます。無理した生き方、悲しみや苦しみなどの辛い経験をすると、交感神経が緊張します。この交感神経の緊張によって顆粒球《かりゅうきゅう》が急激に増加し、体内では粘膜破壊の炎症が発生します。このような私たちの適応を越えた生き方が、がん発症の原因だと私は考えています。

長時間労働が交感神経の緊張をつくる

一般に、怒ったり興奮したりすると交感神経が緊張することはよく知られていますが、長時間労働でも交感神経の緊張をつくるという考え方は知られていなかったのではないでしょうか。1日や2日ならまだしも、半年も一年間も続けて長時間労働をするようには人間はできていません。また、家庭や職場の対人関係の悩みなどでも、血圧や脈拍の増加をともなう変化が生じ、交感神経を緊張状態にします。

働き過ぎと、人間関係の悩みという2つの悪条件が重なると、これはもう最悪です。やがて血流障害と顆粒球増多を招き、組織破壊による様々な病気を引き起こして発がんに至ってしまうのです。

自律神経のバランスを考えた生き方

では、発がんに至らないようにするにはどうしたらよいかというと、自律神経のバランスを考えた生き方をすればよいのです。今まで私は、無理することの破《は》綻《たん》を協調してきましたが、一方では、リラックスのし過ぎも破綻となります。

おいしいごちそうを食べて、体を動かさない生活が続く、生きる希望を失って身動きしない生活が続く、ということは私の免疫論ではリラックスの極限で、この場合も自律神経のバランスが崩れます。

最近、慢性疲労症候群という病気について話をする機会がありましたが、この病気は、暮らしが豊かになってでてきた不思議な病気で、家事や軽作業、ちょっとした運動でも、すぐに疲れて寝込んでしまうという病気です。社会が豊かになると、どこに行くにも車で移動したり、ごちそうや美食に走ったり、テレビの前からあまり移動しない生活が普通になる、こういう副交感神経優位の生き方が極限まで進むと、一転して、無気力、疲れやすい、希望がないという世界に入っていきます。どちらの場合も、自律神経のバランスが極端に崩れた状態です。

私の免疫理論からのがん治療とは

私の免疫理論から言うと、がんはなんらかのストレスが原因で顆粒球が増多し、リンパ球とのバランスが崩れて交感神経の緊張状態が続くために発症する病気です。ということは、もし医師の診察や定期検診でがんが見つかったならば、「自分の体が交感神経の緊張状態である」ということを、とりあえず知ることができたことになります。そして、「これからはリンパ球を増やして副交感神経を高めるような生き方をすれば、交感神経と副交感神経のバランスがとれてがんを治すことができる」ということになります。

これが、私の免疫理論から言う治療法です。治療法といっても誰かに治してもらうものではなく、治すのは自分自身です。

がんになったとき、まず一般の人は病院に行くでしょう。そして、医師からがんだと言われた場合、怖い病気だと思いこんでいる方はたいへんショックを受けると思います。そして、「これからの治療については専門家の医師に任せよう」という気持ちが働くのではないかと思います。

でも、私の免疫理論をよく理解していれば、たとえがんが発見されたとしても、「私もずいぶん無理してしまったかな、これまでの生き方を見直して今後の人生を改めよう」と落ち着いた対処ができます。多少の顆粒球増多はあるかもしれませんが、ショックを受けること自体がストレスになることを知っていますので急増といった状態は避けられます。もちろん、「医師にすべてを委《ゆだ》ねず自分で治そう」と思うはずです。

がん治療は最初の方針をあやまると、それから先の治療のいろいろな場面で選択を間違うことになります。

がん患者はあまり糖分を摂らないほうがよい

わたしたちの体は、約60兆個の細胞からできています。これらのひとつひとつの細胞にはミトコンドリアという物質が存在しています。ミトコンドリアは酸素を消費して、それぞれの細胞が活動するのに必要なエネルギーを作り出します。

がん細胞もひとつの細胞ですので、ミトコンドリアが存在していますが、がん細胞のミトコンドリアの数は通常細胞に比べ5分の1ほどと数が少ないのが特徴です。

細胞がエネルギーを獲得する方法には、もうひとつ、糖分を利用して細胞に必要なエネルギーをつくり出す解糖系の回路を利用するという方法があります。がん細胞は、この解糖系の回路を利用して生き延びているため、がん細胞の増殖には、酸素は不要で糖分を必要とします。

「がん患者はあまり糖分を摂《と》らないほうがよい」といわれるのはこのためです。

がんは低体温が大好き

血行が悪いとがん細胞は増殖する

がん細胞が酸素なしで増殖するということは、がん細胞は〝低体温状態〟が大好きということです。つまり、がん細胞が増殖するのは血行が悪いときです。

体内の酸素は血液によって運ばれますが、体のすみずみの細胞に血液が行きわたらないのは血行が悪いときです。がん患者の体温は、だいたい35度Cくらいです。このぐらいの温度がいちばんがん細胞が増殖しやすい温度です。

がんの末期になると、低体温で酸素も取り入れられないためにエネルギーも生産できず、栄養もなくなってやせ細り、血行が行き届かないので皮膚はどんどん黒ずんできます。それなのに、がん細胞はどんどん増殖して、最期は全身がんだらけになって死んでゆくということがよく見受けられます。がんにとっては、この血流の滞《とどこお》った状態がいちばん暴れやすい環境なのです。そして、こうした状態は、体に負担のかかる手術や抗がん剤治療を行った後に現れやすいという傾向にあります。

がんになったらどうするか

今でも多くの方が、がんになったら主に西洋医学を中心にして治療をしています。ここでいう西洋医学とは、いわゆる「がんの3大療法」と呼ばれているもので、手術、放射線治療、抗がん剤治療のことです。これらの治療法は、どれも人体にとって大きなストレスであり、交感神経を緊張させます。

私の免疫理論からすれば、がん治癒とは基本的に矛盾するので、3大療法を断つ勇気をもつことが大切です。では、どのように矛盾しているかということを以下にお話ししましょう。

メスを入れることでの体への負担が増える

人の体は、手術などの外傷を受けると組織が壊《こわ》れて交感神経が緊張します。メスを受けた細胞は、破壊されることで細胞膜の中身がこぼれ出てきます。中身は強い酸化物でできているので、その酸化物が交感神経を刺激して顆粒球《かりゅうきゅう》が急増します。つまり手術は、がんになったのと同じことを繰り返すことです。

早期のがんで、そこだけを取って転移の可能性が少ない縮小手術で治せるなら手術も意味があります。その場合も、がんになった生き方やストレスの根本的要因を取り除き、生活パターンを見直すことが大切です。

乳房や子宮はリンパ節が多いところです。乳がん、子宮がんの手術は、がん組織を切除するときにリンパ節も切られて、そこで体液貯留《ちょりゅう》の状態になります。体液貯留とはリンパ球がそこを通れなくなるということで、浮腫《ふしゅ》やむくみの原因にもなります。手術すること自体がリンパ球の働く力を落とすことになります。

また、がんは全身病なので、手術をするときにはすでに他臓器やリンパ節に転移している可能性もあり、手術のときに血液やリンパ液に乗って、がん細胞がほかの所にも移転してしまう危険性もあります。

2つ目は、手術に使用する麻酔《ますい》による副作用です。麻酔は強い薬です。ストレスを招き、免疫力を低下させます。麻酔は、瞬時にリンパ球を破壊し交感神経が緊張状態になります。つまり、麻酔を使用して体にメスを入れことで二重のストレスを招くのです。

3つめは、手術後の後遺症問題です。最近は、拡大手術にかわって縮小手術が主流になりつつありますが、今だに胃、子宮などは全摘出の手術も行われています。

特に、リンパ節まで切除してしまう場合も多いのですが、これは絶対に避けたほうが良いのです。リンパ節が腫《は》れているのは治癒反応の一つです。リンパ球ががん細胞とたたかっている証拠で、切除してしまうとがん細胞がたたかう場を失って体中を駆《か》け巡《めぐ》ることになるかもしれません。がんが転移したリンパ節を摘出することはマイナス面の方が多いと思います。

また、リンパ節を切除すると術後にリンパ浮腫《ふしゅ》という症状を招くこともあります。

最も危険な放射線療法

放射線治療の矛盾点

3大療法の中で、放射線治療は手術や抗がん剤に比べて体に与えるダメージが大きいのです。放射線治療をすると2週間ぐらいは免疫力が下がります。その後、免疫力は上がってきますが、免疫力が低下しているこの間にがん細胞が暴れ出して、不幸にも命を落としてしまうケースもあります。

放射線治療は、DNAに損傷がおこるために、治療が終わった後もじわじわ破壊が続き、身の置き所のない辛さが後を引きます。

放射線が照射された細胞は、細胞膜が破れて中の酸化物が飛び出し、顆粒球が増え交感神経が緊張状態になります。技術が発達していくらピンポイントでねらい撃《う》ちができるようになったとしても、当然、がん細胞周囲の正常細胞にもダメージを与えます。さらに、骨髄《こつずい》細胞や免疫組織に放射線がおよんだ場合、リンパ球の産生が抑えられて顆粒球が増え、免疫力が低下してがんを促進することにもつながります。

肺がんだったら、理屈では肺にしか照射しないわけですが、白血球の数はやはり少なくなります。乳がんのような皮膚表面の照射の場合は、赤く腫《は》れてやけどのようになります。皮膚表面の照射と同じように、内

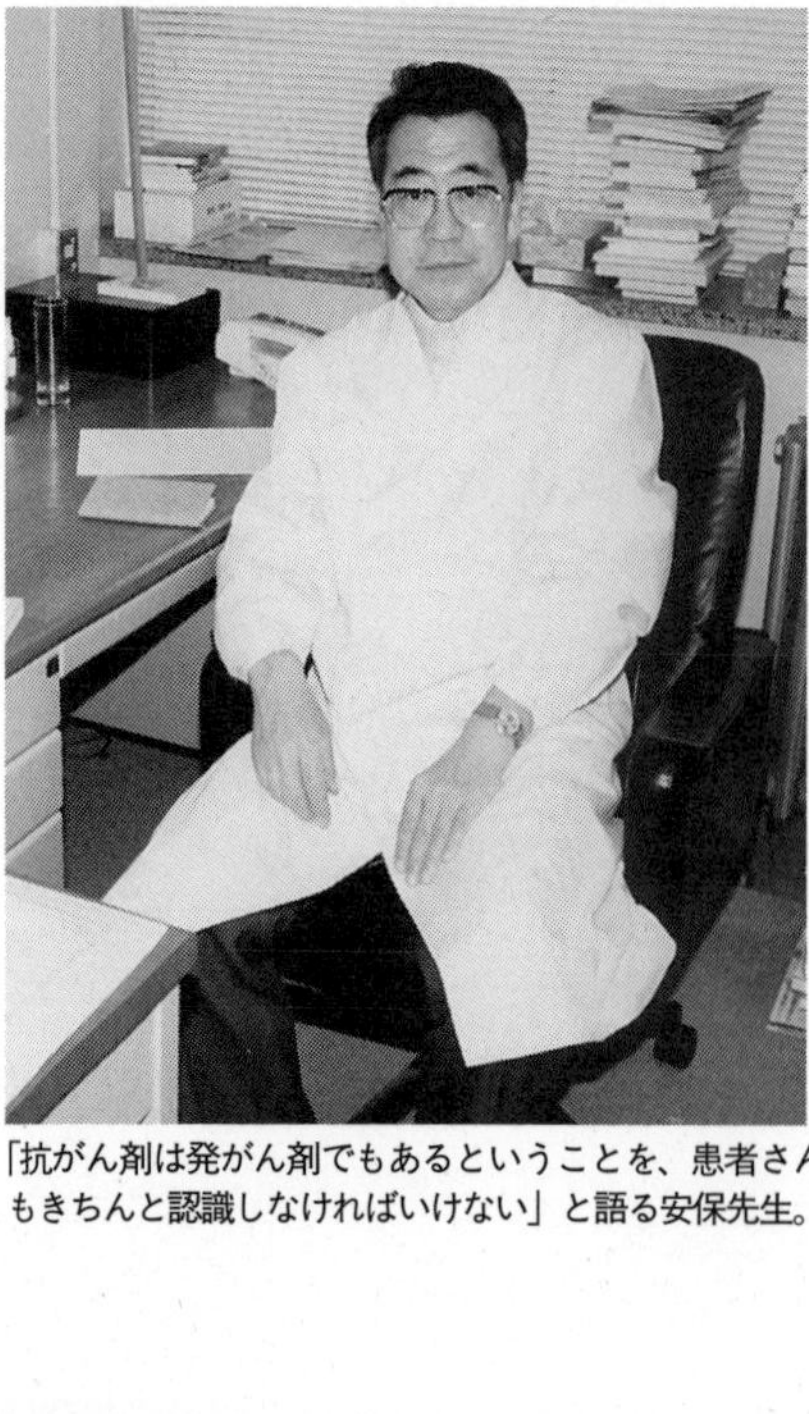

「抗がん剤は発がん剤でもあるということを、患者さんもきちんと認識しなければいけない」と語る安保先生。

臓でもやけどが起きます。体の中で赤く腫れたやけどのような症状がでます。そのやけどがひどいときは、癒着や出血をともないます。

破壊症候群《クラッシュシンドローム》を引き起す

また、そのときに体内で破壊《はかい》症候群（クラッシュシンドローム）が発生します。たとえば、事故で大けがや大やけどをしてある組織の部分がダメージを受けたとします。そうすると、交感神経が刺激されて体内に顆粒球が急増し活性酸素が大量に発生してショック状態になります。放射線療法でも同じです。

また、機器の操作や入力ミスなどの放射線事故も多く、この恐さをもっと知らなければいけません。３大療法のなかでは放射線が最も免疫力が下がります。

わたしは最近、放射線治療は、抗がん剤より恐いと思うようになりました。抗がん剤は、使用中止後は、正常に細胞が回復して毛髪や食欲も元にもどりますが、放射線治療は、終わった後も細胞が変成して死に続けるため回復がとても遅いのです。

抗がん剤は発がん剤でもある

まず、抗がん剤という呼び方が危険です。抗がん剤というとがんにプラスに効くように思います。抗がん剤は発がん剤でもあるということをきちんと認識しないといけません。抗がん剤は全身療法で、そのため全身の細胞を破壊します。細胞の分裂・再生を阻止する化学薬品で毒ガスの研究から生まれました。

抗がん剤でがん細胞は破壊して小さくなるかもしれませんが、正常細胞も破壊されるためにがんに対抗する免疫力がなくなります。その結果、がん細胞は小さくなっても他の細胞もダメージを受けます。

皮膚がカサカサになったり、脱毛したり、爪が真っ黒になったり、腸の上皮細胞がダメージを受けて下痢になったりします。抗がん剤は生きる力を奪い、そのついでにがん細胞も小さくなるということです。

また、抗がん剤の副作用で白血球が減少します。これは白血球中のリンパ球を含めた血球も再生・分裂する細胞なのでダメージを受けているということです。

白血球数は、通常、1ミリ立方メートルの中に4000個前後から1万個弱ですが、抗がん剤治療では、白血球数が1000個を切ることもあります。これは、一時的に無菌室で過ごさなければいけないということで、感染症に対する免疫力が働かなくなります。この副作用こそ問題ではないでしょうか。

がんは生き方の無理を教えてくれる大切なもの

これまでの固定観念を振り払い、わたしの免疫論を理解していただければ、全く違った世界が広がってくると思います。そうすれば、3大療法を受けないという勇気と選択もわいてきます。

　また今までのつながりがあって3大療法を選択していても、そのダメージ、副作用を回避するような考え方、方法も出てくるでしょう。

　体を温めるとか、食事を自然なもの、より安全なものにするとか、ストレスを受けても少なくてすむように心・体に負担をかけない工夫ができるのではないでしょうか。それぞれみなさんに合った健康、病気になったときの選択肢を見つけられると思います。

　がんは生き方の無理を教えてくれる大切なものだから攻撃目標ではありません。がんと闘《たたか》うなどと、がんを攻撃目標にするところからもう間違っているわけです。がんになったとき、一般の人はまずお医者さんにいきますが、お医者さんに委《ゆだ》ね過ぎない。がんは自分でつくった病気だから自分で治す、という感覚を持たなければいけません。

（取材・文／高橋利直）

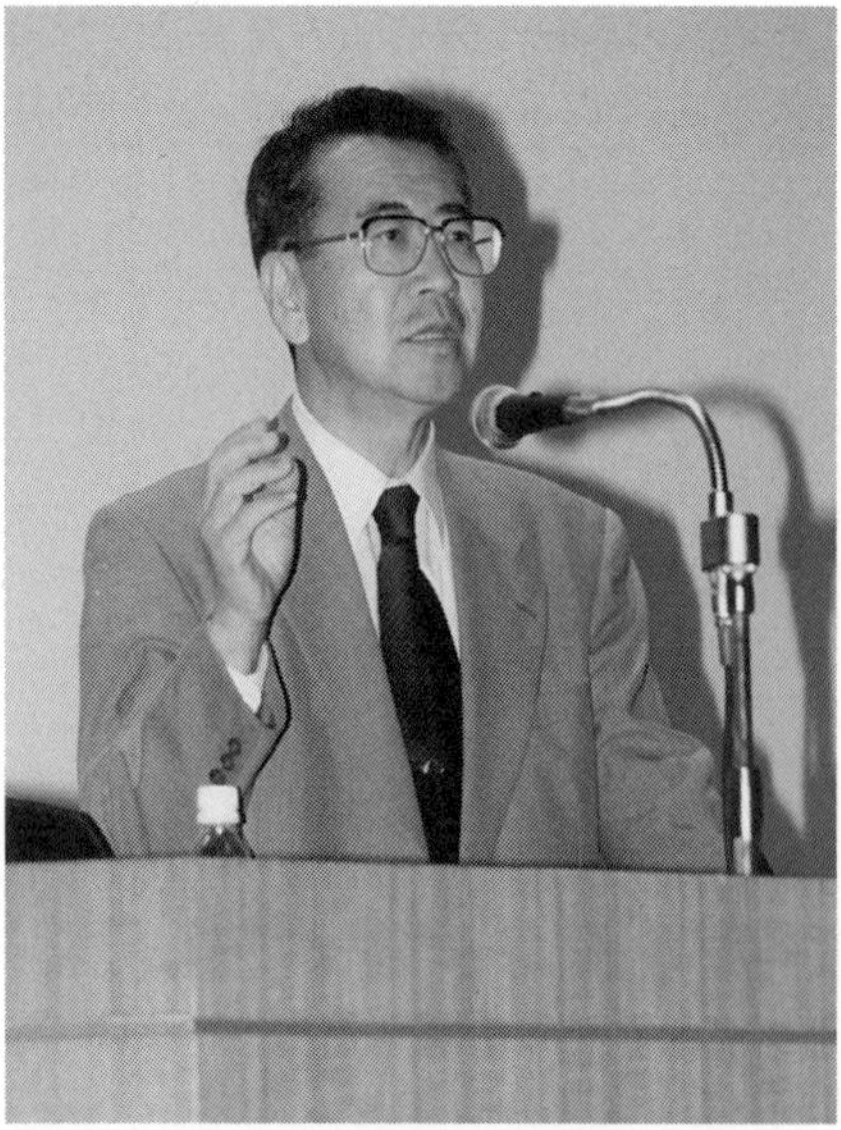

講演会で、「がんは自分で治す病気、病院で治してもらうものではない」と力説する安保先生。

● ガンの人もガンでない人も役立つ！ ●

ガンは治らないって誰が決めた？

川竹文夫（ガンの患者学研究所代表）

川竹 患者学体系

自宅でテレビを見ていても、新聞を読んでも、
乗った電車で見かける吊り広告も…
ガンは恐ろしい！　治らない！　という情報の洪水。
でも、多くのガン患者さんの切実な
相談を受けてきた川竹文夫さんは言い切ります。
「すべてのガンは必ず治ります」と。
それでは、ガンは治らないと誰が
決めているのでしょうか。
それは世間一般の人々。いや…、他ならぬ
「あなた自身」なのかもしれません。

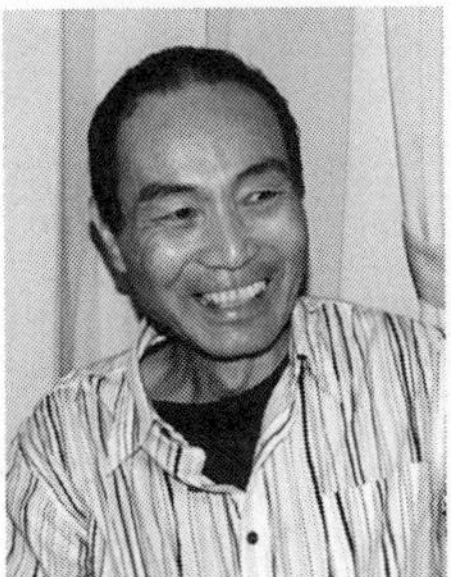

かわたけ　ふみお
1946年生まれ。徳島県出身。1990年、右腎臓ガンの手術を受ける。発病をきっかけにガンの自然治癒の研究を開始。1992年、成果をNHKスペシャル「人間は何故治るのか」にまとめる。さらに1995年『幸せはガンがくれた』（創元社）を出版。1996年、「ガン患者学研究所」発足。月刊『いのちの田圃』を発行する傍ら講演のため全国を飛び回っている。

「治る」ことを信じる!

相談者は「治る」と言ってほしい

―ガンの患者さんは、川竹さんにどんな相談をしてこられることが多いのですか?

川竹　患者さんが何を聞きたいのかというと、共通しているのは、「治る」っていうことを言ってほしいんですよね。「大丈夫だよ。治るよ」って、要はその一言です。

ガンはたとえば「早期発見であれば治る時代になりました」と言っても、本音ではそう思っていませんから。早期発見したら、日本の場合だと5年間経てば治ったと言っていいことになっていますよね。だから、そういう意味では治った人はたくさんいるのかもしれませんが、でもその人たちが最終的に治って30年も40年も元気に暮らせるとは医者も思っていないんですよ。

「治る」ということを、医者はもちろん、親類縁者も言ってくれないし、どうかすると夫婦でもね。その伴《はん》侶《りょ》が、やがて亡くなるということを前提で話し始めますから。あるいは、態度の端端《はしばし》にそれが見えてきますからね。

それに、「ガン患者は何度も殺される」ってよく言うのですけれど、自分たちが健康なときからマスコミを通じて「治らない」という誤った常識をずっと無意識のうちに刷り込まれています。もうすでに1回殺されているのですよ。

「やはり治らないんだな…」、そう思うと何をする気も起こらないです。すぐ死ぬのはいやだし、痛くなるのもいやだから、一応はやりますよね。でも、ほんとうの努力にはならない、ましてや継続できないんですよね。「治る」って誰かに言ってもらえない限りは…。まず、最初にもうスタートが切れないんですよ。

だから、私はいきなり「治りますよ」というときもありますからね。すると、なぜその人が治ると思ったかとの根拠は何も説明していないにもかかわらず、もうパーっと顔色が輝きますよね。

治ると思えば治る

『いのちの田圃《たんぼ》』（ガンの患者学研究所の月刊誌）にも、短くですけれども何度か紹介したことのある、ある悪性リンパ腫の男性の患者さんがいます。その人は弟さんが西洋医学の現役のバリバリの医者なんですね。その兄は、最初その弟に相談をしていたわけなんです。そうすると、「標準的にはこういう治療があって、兄貴の場合はこういうことをすると、何カ月後にはこうなる。でもやがてまた再発をして今度はこうなる。そうして再発した後は、これこれこういう治療がある。残された薬はこれだけ。それで、一時期よくなるけれど、またやがて悪くなる時期がくる。このときにはこうで……」と克明に説明するわけです。

その患者さんはどうなったかというと、弟の言うことだし、当時は西洋医学一辺倒の知識人でしたから「なるほどそうか」と。「俺もこういうことであと半年の命だ」と思うわけですね。そうしたら、弟さんの説明の通りにだんだんだんだん悪くなっていって、ついに胸水がたまったんですよ。それで、ふらふらになって、「いよいよ俺も終わりか」と思っているときに、京都のお寺でやった第1回のガンの患者学研究所（以下、ガン患研と略）合宿セミナーをたまたま知って来たんですね。

そうしたら、すでに治って元気になっている患者さんが何人も来ているし、私が2日間ひたすらしゃべるのは、「もう治るよ」とか「こうすれば治るよ」、「ああすれば治るよ」という話ばかりで、さすがに彼も「ひょっとして治るかもしれない」と思ったといいます。それから、ガン患研で言っていることをようやく始めたのです。すると今度は、彼の言葉でいえば「今までは弟の言う通り悪くなったけれど、今度は、川竹さんの言う通りに良くなってきている。だから、治ると思えば治るし、治らないと思えば治らないんだ」。

結局、患者さんは、「治る」という言葉を頼りに生きているんですね。実際、ガンはその原因を取り除かないと治らないのだけれど、別の言い方をすれば、その原因を取り除けば末期ガンでさえも治るのです。

1000メートルのうちの3歩が大きな進歩

川竹　たとえば、「会員になって玄米菜食を始めて2カ月間やってみた。でも、3大療法をすっかりやめて、それだけでうまくいくと思える自信はない」という人がいます。けれど、現実に2カ月もやっていたら、100パーセント間違いなく、すでにいい変化が体に起こっているはずなんですよ。「やっているけれどなんにも起こっていませんよ」という人が半分くらいはいますが、それは本人が気づいていないだけです。

良いことにはなかなか目が向かないのです。実際、2カ月も玄米を食べていたら、必ず便の状態は変わっているはずです。それに手足の冷えも多少はよくなり、快眠まではいかなくても、朝の目覚めが前よりはスッキリして、毎食がおいしいはずなんです。こういう細かいことはいっぱいあるのです。

「そういうことってあるでしょう?」と聞くと、「その程度のことならありますが…」と関心を向けていないのです。「その程度」というのは実に素晴らしいことで「その程度」の積み重ねで治るわけです。体はもうすでに治る方向に行っているわけで、今は、仮に1000メートル先のゴールを目指して歩かなければいけないのに、何万歩必要かは知りませんが、まだ3歩くらいしか歩いていない。

だから、まったく進んでいないように見えるのだけれども、3歩進んだのは確実です。それを積み重ねていけばやがて1000メートル先のゴールにいけるのだよと言うと、「ああ、なるほど」となるんです。

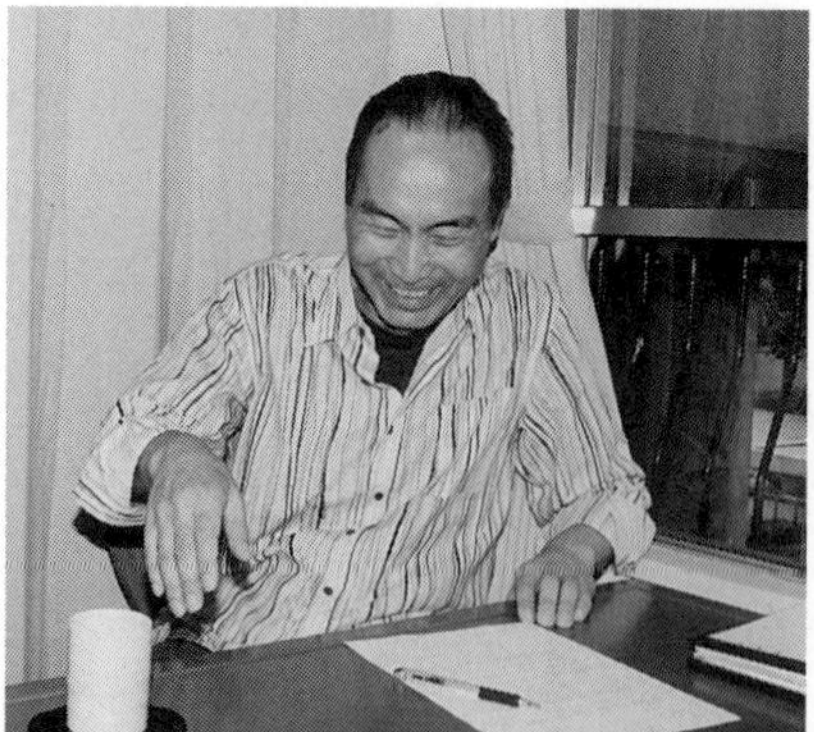

「3歩の進歩に目を向けよう」と、川竹さんは語ります。

ガンを治すにあたっての最大の壁とは？

患者さんは、仮に、ガン患研のやり方か、３大療法かの二者択一を迫られたときに、リスクを取ることに尻込みします。そのときに、ガン患研のやりかたを選んだら、うまくいったときは「阿呆《あほ》なことをやっているなと思っていたけれど、あなた元気になってよかったね！」と言ってくれます。でもちょっとでも、悪くなったら、「そらみたことか！」とみんなに責められます。そうすると、ガンと戦うよりそっちの方がずっとつらいのですよ。

それこそ教育の問題とも関わってきます。みんなと同じことをいかに手際よくやるかが優等生である、そういう世界をずっと生きてきたわけだから、みんなと違うことを一人でやることはすごい勇気がいることで、できない。よほど信念の強い人はやりますけれど、ほとんどの人はやっぱりできない。

本音では3大療法はしたくない、体にやさしい治療を受けたい。そっちの方がいいに決まっていると気付いている。だけど、そのリスクが取れないから、みんなと同じ方を泣く泣く選んでしまう。当然、悪くなります。それが壁ですね。みんな破れないのです。ガンを治すというのは人生の総決算をすることですから、生きてきたようにしか治せないのです。

それで、その壁を破るには、やっぱり権威のある人たちが、それも団体で言ってくれないと駄目です。

たとえば、あの世界的有名な免疫学者や名医が『いのちの田圃』を読みなさい」とガン患研のやり方を薦《すす》めてくれても、その先生一人から言われたのでは、結局はやらないのです。だから、その先生にもこうやりなさいと言われている、誰それ先生にもこうやりなさいと言われている、誰々にも…、というように、5人くらいの権威ある医師や専門家の人がみんな言ってくれたら、いくら疑い深い患者さんでもやるのでしょう？

こうして、初めてリスクをとり、少数意見に従ってみようかなと思う人が出てくる。後述する「日本ウェラー・ザン・ウェル学会」（１１３ページ参照）を開くのもそういう意味を持っているのです。

ガンの一番、根本にあるもの

結局は夫婦の問題

ー患者さんのガンを治していくにあたって、障害となることには、他には何がありますか？

川竹　ガン患研のやり方にするか、一般的な3大療法にするか、どうすればいいかということで迷ったときに、「家族や夫が応援してくれたら、もうちょっとがんばれるのだけれど」という人がたくさんいます。

セミナーでの質問カードには「家族が私の闘病に非協力的です。どうすればいいですか？」とだけ書いてきます。そのカードを私が読んで、「非協力的とはどういうことですか？」と聞きます。

自分が疲れていても、夫は洗濯《せんたく》もしてくれない、料理も作ってくれない、洗い物も手伝ってくれないという場合もある。そのように最初は答える人もいます。でも、いろいろ話を聞いていると、最後は「夫と自分の治療方針が違う。自分がせっかく選んだ治療方針に賛成してくれないのです」というところに行き着くのです。

では、なぜ賛成してくれないのかをさらに聞いていくと、「今まで日常の夫婦生活に不満がいっぱいありましたが、夫のいうことには全部従って来た」というのです。「夫はなにかというと、自分を頭ごなしに押し付ける人で、私はそれに従ってきました」と。その場合は、「夫婦関係を改めることから始めましょう」とアドバイスします。そう言ってもなかなかできない人もいます。それをどうするかが問題です。

夫婦の歴史の問題だから5分間やそこらの時間で解決できないでしょう。でもそこが鍵《かぎ》なんです。

自ら進んで捨てたものは返ってくる

川竹　もうひとつ、典型的というか多い悩みは、仕事との兼ね合いです。ある20代の患者さんが言っていました。「自分は毎日じめっと玄米を食べていて、社会的になんにも貢献しないで休職しています」と。彼はフィアンセがいるから、なんとか治したくって、一人で闘病をしているわけです。

それで熱心に私のやり方に取り組んでくれているのですが、一番の悩みがそれなんですよ。「さあ、これからだ！」と社会人になって周囲が昇進したりしているのに、自分はなんにもできないわけです。付き合いもうんと狭まって、社会的にほとんど無視されたような状態。「その他に経済的なこともあるし、どうしても仕事をやりたい」と闘病に身が入らないわけです。

しかし、しばらくはどう考えても仕事をしない方がいいわけです。だってほとんどの患者さんは仕事を始めとして無理に無理を重ねて疲れ果ててガンになっています。それなのに「切りました、抗ガン剤の治療が終わりました」で1カ月後に職場復帰していいはずがないのです。

いちばん体力消耗して疲れて免疫力が落ちているときに、さらに麻酔《ますい》をして手術をして抗ガン剤をやると、体力を使ってさらに免疫力が落ちています。その、ふらふらになっている状態で職場復帰をしたら、当然すぐ再発しますよ。

若い人、それから今までバリバリ仕事をしていて成果を上げていた人、会社で認められていた人ほど早く戻りたがりますね。もともと、ちゃらんぽらんとしている人は割合に大丈夫なんですよ。でも、エリートサラリーマンなんかはとにかく早く職場に帰りたい。

そのときに私がいつも言うのは「ともかく、まず捨てなさい」です。「仕事を捨てなさい、やめちゃいなさい」と言うのです。それができないならば「休職をのばしなさい」と。捨てたくなくてしがみついていて、それでも失われてしまったものは、もう二度と帰ってきません。その極端な例が命です。

でも、自分で決断して自ら捨てたものは、必ずいつか捨てたもの以上になって帰ってくるんです。それは、半年後か1年後か5年後かはわからないけれど、捨てたもの以上になって必ず返ってきます。それがウェラー・ザン・ウェル（Weller Than Well 単にガンを治すだけでなく、ガンになる以前よりも心身ともに健康で幸せな人生を送る、という意味）なのです。

「バリバリさっそう」のあなたを捨てなさい

いちばんまずいのは、私が聞きもしないのに会社の名刺を出す人です。そういう人は捨てにくいんです。だから時間がかかります。職場もその肩書きも居心地がいい。だって、その名刺出した人はみんな一部上場のよく知られている会社で、部下が何百人もいそうな部長だったりするから、なかなか変われないですよ。

私は仕事をバリバリやっている姿を「バリバリさっそう」と言うのですが、「バリバリさっそう」の自分を捨てないと、仕事を辞められないんです。だけど「バリバリさっそう」の自分だからガンになったので、「バリバリさっそう」の自分に戻ってはいけないんですよ。そこに気づくかどうかです。でも、さっき言ったように、なかなかそこまで考えられないので、捨てられないって悩むわけです。その最大の口実としては、辞めたらお金が困るっていうことです。確かに私はお宅の家計のことを知らないから強くはいえないけれど、自分だったら、家を売っても辞めるよと言いますね。

ガンを治すのはクリエイティブなこと

ガンに集中しガンを治すということは、実はさまざまな能力を使うので、仕事においても具体的なスキルは別として、たとえば問題解決能力、忍耐力、人間関係を作っていく能力、こじれた人間関係を修復する能力、人に感謝する能力、…知らず知らずのうちにすべてにおいて高まるのですよ。

仕事から遠ざかっていても、仕事の能力は向上しています。ほんとうにみんなそうですよ。すごいものです。だから、私は「ガンを治すということは、すごくクリエイティブなことだ」というんです。「とっても創造的な営みだよ」と。ただ、地面に穴が開いていてそれを埋めるようなものじゃない。マイナスをただ少なくしていくようなものじゃなくて、もっともっと積極的な意味があるのです。

先日、うちのスタッフが、『いのちの田圃』の中の『いのちの太陽たち』というガンが治った人たちを紹介するコーナーの取材に行ったんです。その人は『いのちの田圃』で「捨てれば拾える」という記事を読んで「捨てれば拾える」「捨てれば拾える」といつも呪《じゅ》文《もん》のように唱えて、ついに大企業に勤めていたのを辞めたのです。

ひとときは経済的にすごく困ったのですが、その後は完全に健康も回復して、まったく別の職種に就きました。そうして、実質、社長業をまかされるような感じになったのですが、すごくうまくいって社員からも感謝されているのです。

そして、毎日毎日出社するときに、「今日は社員の誰と誰をどうやって喜ばせてあげよう」と考えるのがすごい楽しみだと言います。だから、当然、業績も知らず知らずのうちに良くなり、病気治しってすごいもんだなと思いました。それをみんな、ガン細胞が憎《にく》いからどうやって消そうかばかり考えるからガン自体も治らないし、幸せにはなれないのです。

抗ガン剤と手術で治ったと思って元の職場に復帰したとしても、なんとなく背中が丸まったとか、以前の精彩《せいさい》がない、肩で風切って歩いていたのにどこか寂しげに見える。みんなそういう感じになりますよ。それが大きいんです。

その人たちはガンになったということを一日も早く忘れたいと思っているし、ガンに対して良かったなんていえない。ものすごい天地の差があるんです。その出発点が、ガンを作ったのは自分だから、自分で治すんだ、自分で責任をとるんだということ。人生すべて、そういうことができるかどうかだと思うんですよね。

だから、そういう人はみんな思いがけない遠いところへ行き着きます。今の自分では想像つかないような、高い境地というか、すごいところまで。仕事でも、とんでもないところまで行けるのです。今そういうチャンスが来ているのです。ガンになったおかげで…。

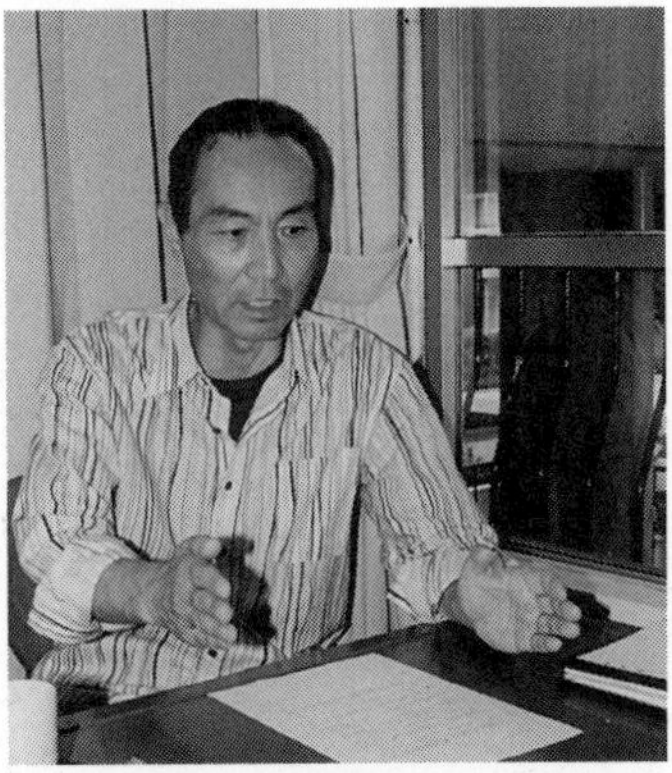

「ガンを治すことは創造的なこと。自分で治すんだと思えることが大切」と川竹さん。

何にしあわせを感じるか？

隠された動機か？　表向きの動機か？

―川竹さんは現在もお忙しいようですね。一見、ガンになったディレクター時代の生活と今の生活は変わりがないように思えるのですが…。

川竹　現在は、どうかするとNHK時代とカレンダー上は変わらないくらいに忙しくなったりします。何が違うのか、やはりよく聞かれるんですよね。

　それはね、物事というのはなんでも、「表向きの動機」と「隠された動機」というのがあるわけです。それが「隠された動機」が大きいと失敗する。疲れるし挫折するんです。

　私の場合には、背後にある「隠された動機」は、地位や名誉や人から賞賛を浴びるということだったんですよ。いい番組をつくって、それに喜びを感じる。それは「表向きの動機」です。それ以上に、いつの間にか「隠された動機」の方が大きくなっていた。「表向きの動機」と「隠された動機」と何が違うのかというと、「表向きの動機」は満足するんですよ。一つの番組を作り終えて、打ち上げして「ああ、これでよかったなあ」と。それで新たな気持ちでまた次の番組を作るようになりますよね。

　だけどね、「隠された動機」は、もっとほめられないと気がすまないんですよ。もっともっと…となる。すると、もう「際限がない」んです。「際限がない」ということは、つまりは、自分の「隠された動機」は永遠に果たされることはないんですよ。つまり実現不可能、ここが違うんです。

　現在、ガン患研でいろいろなことを次々とやっていますが、その「隠された動機」というのは自分に対していつも点検するんですよ、これは名声を得るためにやっていないかどうか？とか…いつも区分けして、分析して、自分に問い直すんです。ええかっこうしいのところはあるんでゼロとは言わないけれど、ずいぶん減っていますね。

　だから今の自分の望みは実現できるわけですよ。たとえば、何カ月かぶりにセミナーで名古屋へ行くと、以前は死にそうだった患者さんがとても元気になっていて、「川竹さんありがとう！」。そうしたらもう大満足ですよね。それは、割合簡単に実現できるんです。

というわけでカレンダー上の表向きは、NHK時代と同じようなことをやり、同じようなスケジュールをこなしていても、ぜんぜん違うのです。

朝の1時間半で1日の8割しあわせを実感

今は、毎朝5時に起きてすぐ、1時間ちょっとくらい、女房と2人で散歩するんですよ。それからシャワーを浴びて、お礼の葉書などを書いて、7時半くらいから仕事を始めます。だいたいその間の1時間半くらいがすごく幸せなんですね。それで女房と話すのが、この1日の始まりの1時間半でだいたい1日の8割くらいは幸せになっているから、あと何があっても大丈夫だよね、ということなんです。

日中つらいことがあっても、家に帰ったら女房がいるし、メシ食って、たわいない話をして、風呂に入ったりしていると、けっこうそれはそれで幸せなんですね。そうすると、「始めよければ半ばも成功」とも「終わりよければ、すべてよし」ともいうし、「最初と最後がよければ、まあだいたいはいいよね」と女房とよく言い合いますね。だから、日中に適度に失敗して、あるいは裏切られたり、ゲッということがあっても、「まんまる」じゃないかなと思っています。ガンになる前は、そういうふうに考えられるなんていうことは思いも寄らなかったですね。

21世紀は医師が治った患者さんに学ぶ時代

――ガン患研では、このたび「日本ウェラー・ザン・ウェル学会」を設立するそうですね。

川竹　「ウェラー・ザン・ウェルの会」という患者の会があって、これは患者か、その家族じゃないと入会できないんです。でも医療関係者だとか福祉の関係のお仕事をなさっている人から、川竹の考え方に共鳴しているのでいっしょにやりたいと言ってくれる人がいる、その受け皿を作りたいなと思ったのがきっかけです。

ガン患者さんは、たとえば抗ガン剤と玄米菜食を併用したいと思ってしまうのも、本当はこっち側の、代替医療のバックアップがしっかりしていれば、迷わないで済みます。

ところがいまだ患者さんたちは漂流している。今、世間に、常時流れているガンの情報というのはほとんどが3大療法ですよ。その中に、代替医療《だいたい》のあるいはガンの患者学研究所の考えなりが、ずっと充満している状態にしたいわけです。

それと、「21世紀は、医者が、治った患者さんに学ぶ時代になる」とずっと言ってるんですが、それを実現したいんです。

「日本ウェラー・ザン・ウェル学会」には、一般の人と、少し専門性のある人とに参加してもらいます。その専門性のある人が、ひとつは治った患者さん、これをガン患研では「治ったさん」と呼んでいるのですが専門家として扱うのです。もうひとつが医者とか医療関係者。さらに、もうひとつがマスコミの人です。これが専門性のある3つの柱として推進役になってもらうことが既に決まっています。

そこで、「治ったさん」は学会でなにをするかというと、医者に対して「私がどういう風にして治したか、それをあなたたちの医療に生かしなさい」ということをやるのです。どのようにして自分はガンを治して行ったかという自分の体験を普遍化できる形で勉強して、医者に提供する。

それと、安保《あぼ》徹先生だったら「免疫」の立場から、昇《のぼり》幹夫先生（日本笑い学会副会長・医師）だったら「笑い」から、寺山心一翁《てらやましんいちろう》先生（超越意識研究所代表）だと「スピリチュアル」な面からとか、それぞれの専門分野からその人の体験を全部分析して治る法則を導き出していく。それをガン患研がやさしくひもといて、ビデオや本という形で提供して一般の方がそれを学ぶ。そして闘病中の患者さんが「治ったさん」に会いに行くという循環を作りたいわけです。

こうして、単に「ガンが5年間再発しないで平気です」じゃなくて、「心と体の殿堂《でんどう》」といっているのですが、新しい人生の価値を作る。これを医者といっしょに患者さんが本当の意味で対等になってやっていくのです。

（取材／高橋利直　文／久保寺岳）

ありのままに
快適に歳を重ねる

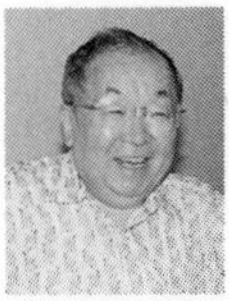

帯津良一(帯津三敬病院名誉院長)　Ryoichi Obitu

死ぬまで養生　死んでも養生

日本ホリスティック医学協会会長を務める。西洋医学の他に伝統医学・民間療法等あらゆる療法を取り入れ、みずからも気功法を実践。がんなどの治療で患者の自然治癒力を引き出すホリスティック医学の第一人者。

P.116

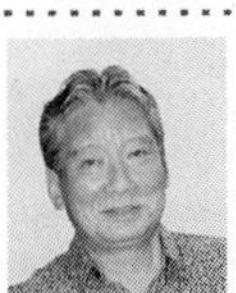

上野圭一(翻訳家・鍼灸師)　Keiichi Ueno

ヘルシーエイジングのすすめ

日本ホリスティック医学協会副会長。消費者、市民、エコロジー等の幅広い視野で鋭い理論を展開。アンドルー・ワイル博士の訳者としても有名。著書に『補完代替医療入門』『代替医療』等。

P.130

帯津流養生法

死ぬまで養生 死んでも養生

帯津良一（帯津三敬病院名誉院長）

「養生」とは、ただ単に
体をいたわることをいうのではなく、
日々、生命のエネルギーを高めていくことです。
長年、気功を続ける帯津先生はそう力強く語ります。
しかも、死んでしまったら終わりでなく、
生命のエネルギーは、目に見える肉体が亡びても、
虚空を目指して、向上し続けると。
だからこそ「死ぬまで養生、死んでも養生」。

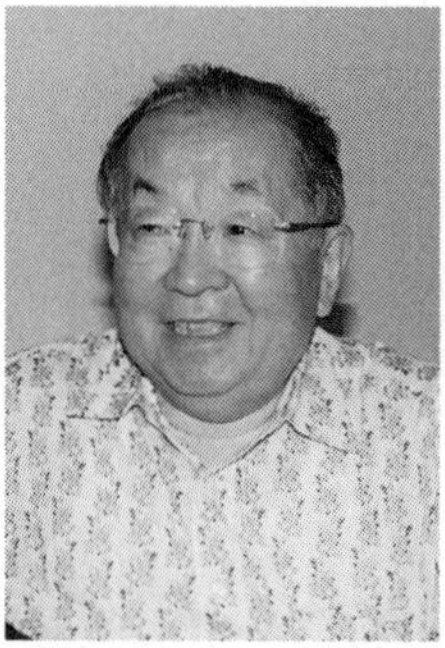

おびつ　りょういち
1936年埼玉県生まれ。1961年東京大学医学部卒業。医学博士。1982年帯津三敬病院を設立。2000年『楊名時太極拳21世紀養生塾』を設立し顧問に。2001年にはホリスティック医学を目指す、帯津三敬塾クリニックを東京・池袋に開設。帯津三敬病院名誉院長。帯津三敬塾クリニック顧問。日本ホリスティック医学協会会長、日本健身気功協会会長ほか役職多数。西洋医学の他に伝統医学・民間療法などあらゆる療法を取り入れ、みずからも気功法を実践。がんなどの治療で患者の自然治癒力を引き出すホリスティック医学の第一人者。著書多数。

生と死をひとつにする医療と養生

達成できなくても意味がある

私が、これからやろうとしていることはこういうことです。

私としては、ホリスティック医学を狙《ねら》ってやってきたけれど、それはあくまでも「過程」がホリスティックであればいいのです。ホリスティック医学を手にしていなくても、そこに近づこうとして努力していく中での自分の生き方がホリスティックであれば、もうそれで十分だと思うのです。

つまり、帯津三敬病院を24年間苦労してやってきましたが、私が今ここを去って、その後にホリスティックな色彩の少ない病院になったとしても、これもしょうがありません。

いろいろな本も書いてきたし、言いたいことを言ってきたし、それからノンフィクションライターの村尾国士さんが、帯津三敬病院を2年近くの歳月をかけて取材したルポルタージュ『どんなガンでもあきらめない 帯津三敬病院に生きる』(晶文社)で客観的に私のやってきたことを評価してくれたし、証拠は残せたからここを去るのもいいだろうと。そして今後は、個人的に気功とホメオパシーだけに力を入れてやっていきたい。

だんだんとそう思うようになっていたのですが、あるときうちの病院のスタッフの何人かがやめ、理想に燃えた人々が新しく入ってきました。その人たちが、ホリスティック医学をどんどん推進しなければだめだと言うのです。そのためには今の病院ではいろいろな制約が多すぎるから、建物からもっとホリスティックなものに建て替えなければならない。

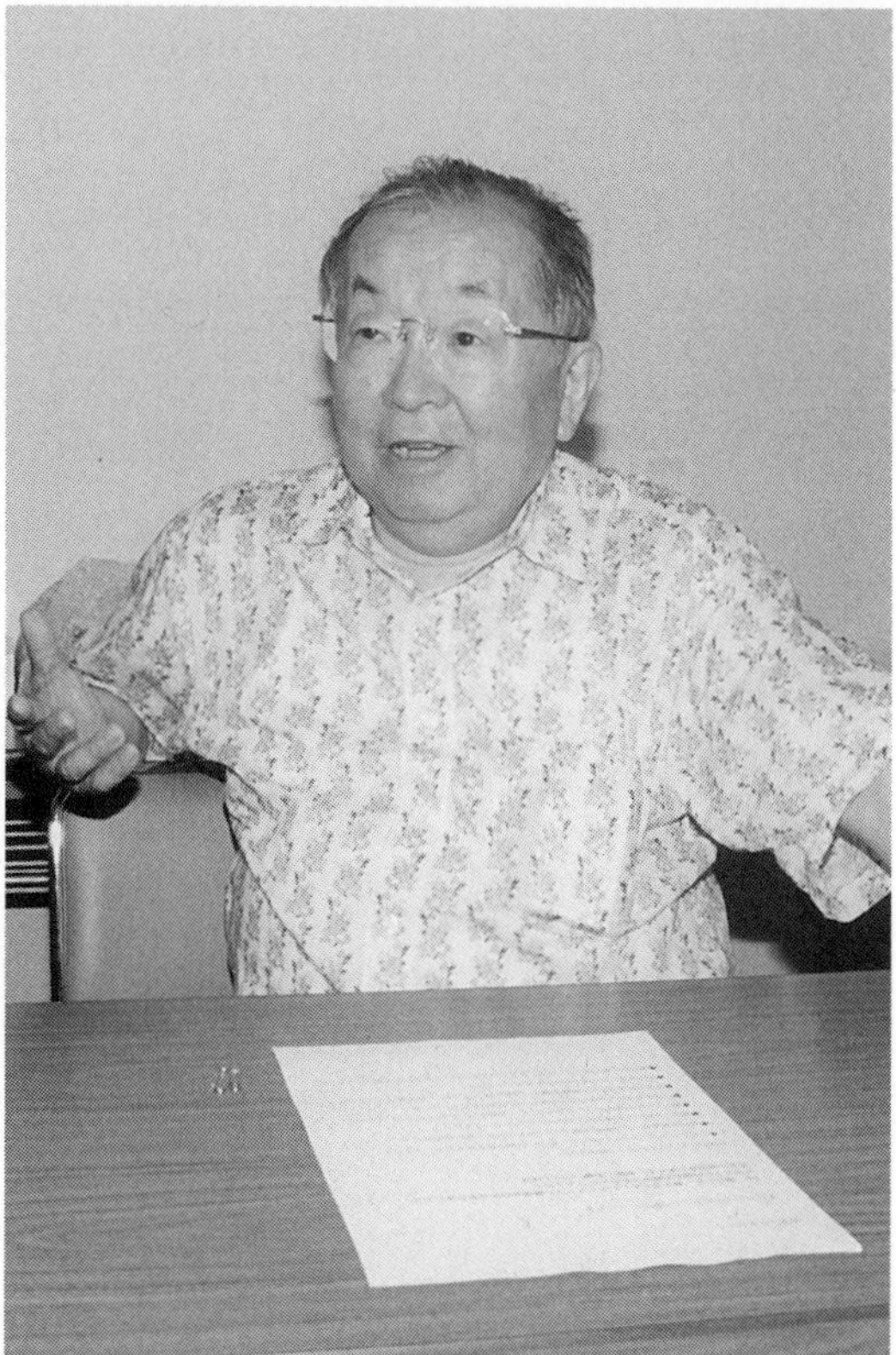
新しい病院構想を熱心に語る帯津先生。

そして、道場ももっとしっかりしたものにして、私が講演するホールも作って、形態的にももっとホリスティックな病院を作るべきだと言ってきたのです。

それは生半可ではできないことですし、その新しい病院を作るにあたっては、また借金をするわけです。初めは断ろうと思ったのだけれども、新しいことを始めるためには、これは押し付けられてもしょうがないと思いなおしたのです。

それに、ホリスティックなことをやっていくとなると、後継者がどうこうというよりも、私がとにかくいないことには話しにならない。ここでしっかりやっていくしかないと覚悟を決めました。

だから、気功とホメオパシーだけで行くというのは、かなわぬ望みになってしまったわけです。でも、気功とホメオパシーは他のこともやりながらも、特にその中で自分の力を入れていけばいいと、今では考えています。

身体を修理するのではなく、生命力を引き上げる

ホリスティック医学を追求していく中で、これからは「医療と養生の統合」、それから「生と死の統合」を狙《ねら》っていくべきだと考えています。

「医療と養生の統合」については、

どこからが医療でどこまでが養生かなんてわからなくていいのです。それから、「生と死の統合」というのは、これは一人一人の問題ですけれど、医者である私としては、人が「生と死を統合する」のをサポートしなければいけないし、自分が「生と死を統合する」のを心がけていかなければいけません。

そして、だからこそ、医者と患者が、ピタッと統合しなければならない。お互いの生命の場で一体とならなければならないのです。医者がプロフェッショナルとして、素人である患者さんを見下しているようではいけません。告知ひとつとっても、「がんです」とひとこと言ったきりで、後をサポートしないのでは意味がないのです。

同時に、生還するチャンスも言ってあげなくてはならない。これはこうだけど、これとこれをやるときっと良くなるからやってみようというフォローが大事なのです。

医療というのは言葉の力です。言いくるめるのではなく、いかにきちんとした言葉で患者さんを納得させ、安心と希望を与えられるかが大切なのです。

気功とホメオパシーはホリスティック医療のかなめ

そうしたことをやっていく上で鍵《かぎ》になるのは、気功とホメオパシーだと思っています。以前より、「この2つは、これからの〝医療と養生の統合〟の中でのひとつの鍵になる方法論だから、しっかりやっていこう」ということは言ってきました。また、どちらも、「からだ」と「こころ」と「いのち」を統合して、「生と死を統合する」というための方法としてふさわしいものだと思っています。

どちらかというとホメオパシーは「こころ」を通して生命の場に入ってきます。気功はいきなり生命の場に入ってくる。そういった多少の違いはありますが、両方とも生命の場を高める方法論として大事にしていきたいのです。これからは、身体の故障を機械の修理をするように治すのではなく、生命力を引き上げて治していく、そんな時代になっていくような気がしてなりません。そのときには、「気功」と「ホメオパシー」は車の両輪のように、世の中に普及していくことと思います。

気功とホメオパシーが養生の鍵

北京で行われた世界医学気功会議に参加

この間、北京で行われた世界医学気功会議に参加しました。参加者は全部で約270名。そのうち中国からは約100名、中国以外の国から約170名でした。170名の中で日本人は70人くらいで、後は、アメリカ、ヨーロッパ、東南アジア、アフリカなどさまざまな国から参加していました。

主要メンバーは、北京中医学大学の人たちで、一所懸命やってくれました。さすが中国の首都、北京です。上海でも同じような会があるのですが、北京の方がスケールは大きいです。上海で行うと、世界から集まる人々も、香港、マカオ、東南アジア、アメリカぐらいがせいぜいで、ヨーロッパからはあまり来ないというように、うんと限られてしまうのです。北京ではヨーロッパからの参加者が相当いました。

気功というのは、ご承知のように、まだよく分かっていないことがいっぱいあるので、世界医学気功会議における演題は文学的なものから科学的なものまで、いろいろなものが出て来るわけです。それはそれでいいと思うのです。だんだん分かっていけばいいのです。

エビデンスよりもっと大切なもの

ただ今回、気になったのは、エビデンス（証拠）やサイエンスを強調する話が随所に見られました。

でも、気功はそれこそホメオパシーと同じで、エビデンスやサイエンスで片付く問題ではないし、それこそ「直観」とか大事なものはいっぱいあります。

現在の気功におけるエビデンス、サイエンスのレベルでは、いまだ気をつかまえていないわけです。

気功をやっている人の生理的、生化学的なチェックをして、それを数量化するということに尽きるので、それはエビデンスとしてはたいしたことはありません。どうってことはないのです。だから、まだまだ道は遠いけれど、いろいろな角度からいろいろなことをみんながやっていけばいいのです。

一方でこれからの時代、医療の現場においては、医療者はもちろん患者さんの側にも「直観」が必要になってくるでしょう。自分の身体のことは、誰よりも自分がいちばんよくわかっています。そこから湧《わ》いてくる「直観」を軽く扱わないことが大切なのです。

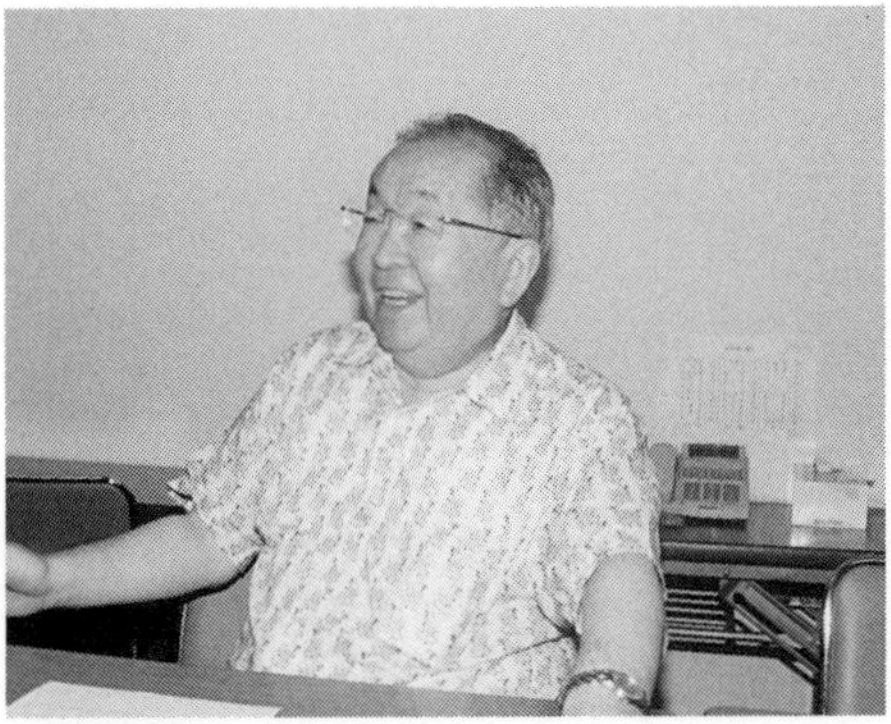
「直観が大事！」と帯津先生は話します。

気功がつくった素晴らしい人相

気功をやる人は、心とか命のレベルがアップしますから人相もよくなるし、人柄も穏やかになっていくはずです。ところが意外とそうではないのです。現実は、気功の世界でも年中いがみ合っていますし、太極拳だってなんとなく人の悪口を言っていたり、まったくレベルアップしない人も多いわけです。だけれど、この間の世界医学気功会議では、すごく人相のいい人、3人に出会いました。

1人は、林中鵬《リンチュウホウ》さんといって、私よりちょっと年下の人だけれど、実にいい顔になってきました。気功の理論派であり、以前から有名な人ですが、彼がだんだんいい顔になってきたのを見て、かなりレベルが上がってきているのだなと思うのです。

それから、アメリカ、ニューヨークの精神科医で、中国系の陳科《チェンカ》文《ブン》さん。私は彼といっしょにある分科会の司会をしたのです。なかなか頭の回転もいいし、何よりとてもいい顔をしているのです。

　もう1人は、スペインから来た、ガスパール・ガルシアさんです。私の数少ないスペイン人の友だちの1人です。私よりは大きいけど、ヨーロッパの人にしては小柄で、日本人の中にいても大きい方に入りません。なかなかいいマスクをしているといいますか、とても感じがいいのです。だから、これはなかなかの人物だなと思うのです。

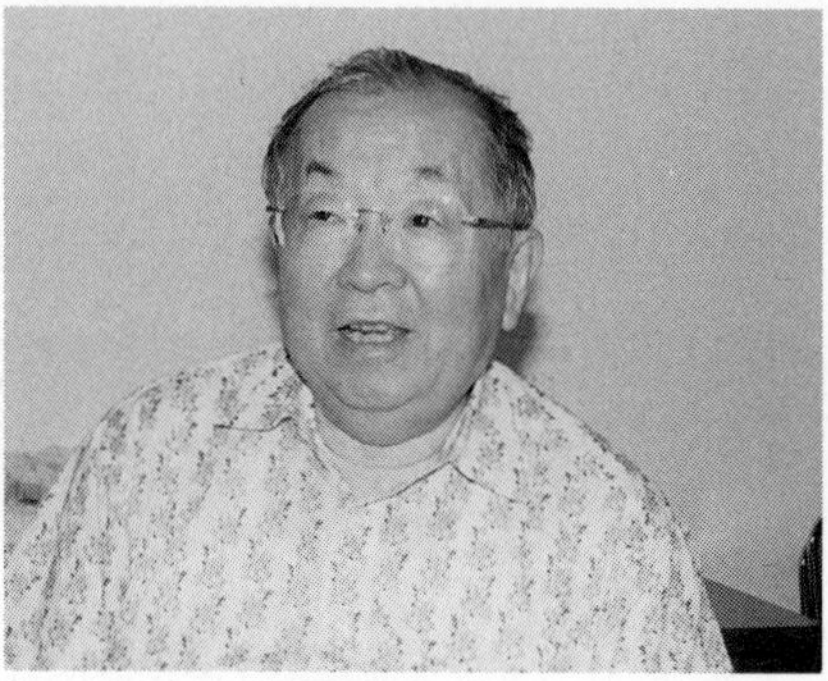
「ホメオパシーは医療の中でしっかりとやっていかなくてはならない」語る帯津先生。

いい人相になるように心がけたい

　そういう人相のいい人たちが、気功の世界にもっと増えていかないといけないのです。つまるところ人相は、内面の命のエネルギーのレベルが滲《にじ》み出たものであって、造作には関係ありません。

　若いときには格別いい顔とは思ってもいなかった人が、年を重ねるにつれていい顔になったりするのもそういうことからです。顔は隠すことができません。顕著にその人の生き方が出てくる場所だけに、人相というのは、人間をまるごと見るときの大きな判断材料になると私は確信しています。だからお互い、命のレベルを高めて、いい人相になるように心がけたいものです。

帯津病院でのがんと闘う戦略会議

　私の病院において、まず初めに患者さんと行う、がんならがんという病気とどう戦っていこうかという戦略会議は10年前と現在とではかなり違ってきました。自然の流れなのでしょうけど、自分の意見というものをもっている患者さんが以前よりは増えてきました。

　抗がん剤は、一時はよくなるかもしれないけれど、やりたくないものはやりたくない。自分はこうしたいと主張します。それから家族の人の同席が以前と比べて減ってきました。

その辺がちょっと変わったのと、それからみんなが私の本を読んでいますからもの分かりがよく、時間がかからなくなってきました。「そうそう、そうしましょう」と、戦略会議が5分くらいで終わってしまうときがあるくらいです。

戦略手法という点では、当初より中国医学は西洋医学とともにあったのですが、6年前より始めたホメオパシーの人気がすごいのです。まず、やめる人がほとんどいません。なにかいいものを感じているのでしょう。

ようするに、いろいろな症状を2週間ごとにチェックするのですが、皆さんが異口同音に言うのは、肩がこるとか、背中が痛いとか、便がどうだとか、腹水がどうだとか、症状が急によくなるわけではないのですが、「なんか、そういう症状が苦にならなくなった」とか「これだけのものはありますけれど、以前よりはずっと気力が出てきました」ということです。

人間まるごとを癒《いや》すホメオパシー

「気力が出ました」、「元気になりました」、「好調です」、これはホメオパシーの影響がかなりあると思うのですよね。比較的、値段が安いというのもあるけれど、こうしたことを感じているからこそ、患者さんに人気があるのでしょう。

そういう意味で、ホメオパシーは人間まるごととしての状態が出てくるのです。だから、ホメオパシーというのはまさに「ホリスティック」だと思うのです。

また、亡くなる直前までうまく付き合っていけます。たとえ寝たきりになっても、レメディ（ホメオパシーで処方する薬）を口にぽんと入れてあげるだけでいいので苦痛もありません。

今後の課題として、ホメオパシーは医療の中でしっかりとやっていかなくてはなりません。ホメオパシーをやっていくなら、西洋医学的な知識、そして漢方の知識もあった方がいいのです。いろいろな知識があると、患者さんの状況を単純にホメオパシー的につかむのではなくて、西洋医学的、漢方薬的、鍼灸的に見て、つかんだものが全部データとして残っている、そうなるとずいぶん強いのです。

計らいのない医療、あるがままに養生

帯津病院の道場での教え子と再会

もう20年くらい前になるでしょうか、帯津三敬病院の道場で、2人の喘息《ぜんそく》の子どもに呼吸法を教えていたのです。1人が小学4年生の中原君で、もう1人が小学2年生の井出君です。2人とも毎週1回、自転車に乗ってお母さんとともに来て、中学生になる前まで通っていました。

その後、2人を教えなくなってから数年経ったある日、都内の予備校からの依頼で、予備校生を対象として講演に行ったときに、教務の人が「今日の学生の中に、先生に呼吸法を教わったという学生がいますよ」と言うのです。「えぇ！」と驚いたのですが、「あの2人のどちらかだな」と思って会ってみたら、中原君の方だったのです。

彼は「帯津先生のところで呼吸法をやっていたことがきっかけになって医者になろうと思うようになった」。それで私は「じゃあ、来年受かったら来いよ」。そうしたら受からなかったのです。

その後、医学部に受からなくて途中で、埼玉大学で分子生物学をやりたいというので、「それもいいじゃない」と言ったのです。ところが卒業しても、どこにも就職をしません。そしてまた医学部を受けるのだと言い出したのです。

それから、ようするに彼は苦節11年と言っていましたけれど、ようやく今年の3月に琉球大学の医学部に受かったのです。病院にまで知らせに来たのだけれど、私も、ほんとうに嬉しかった。なぜかというと、ひとつには、呼吸法を教えた子どもが、予備校の講演会で偶然あいまみえ再会を果たした。

でも、医学部に入ってくれないとこの話はぜんぜん面白くないのです。だから今までこのことについては、あまり話をしてきませんでした。それが、ようやく合格をしてくれたのです。

医師は、挫折の経験がある人がいい

この間、沖縄の宮古島に講演に行ったとき、琉球大学に通っている彼は来てくれました。もう30代前半じゃないかな、酒も飲むし、なかなかいい青年になりました。

実は、医者になるには、苦節11年というのがいいのです。挫折をしない人というのは、どこかもう1つ信用できません。苦節11年はただごとではありません。

それから、いい医者になるためには、医学の道へ呼吸法から入っているところがいいです。しかも、琉球大学を選んだ。なぜ選んだのかといえば「沖縄が好きだから」、まあ、それもいいと思うのです。

沖縄の人というのは相手の痛みを分かることにおいては日本一だって言っている人もいますからね。確かにそうかもしれません。だから、医者になるにはいいと思うのです。そういうことで、彼には期待をしているのです。

一方、井出君の消息はわからなかったのですが、その後、中原君が、彼は東大の野球部でキャプテンとしてならしていたということを突き止めたのです。それなら私も気がつかなければいけないのだけれど、六大学野球に関心がなくなっていましたから、意識がなかったのです。迂闊《うかつ》だったなと思うのです。彼ももう就職して、活躍しているらしいので、いつか会ってみたいなと思っています。

楊名時先生に学んだあるがまま

私は宴会が苦手で、酒は1人か2、3人くらいの小人数で飲むのが好きです。この人と飲むと楽しいという友だちは何人もいますけれど、一番が楊名時《ようめいじ》先生（帯津さんの太極拳の師匠）でした。亡くなられたのは２００５年の7月3日ですが、そういう意味での寂《さび》しさはいまだにあります。

楊名時先生といっしょに飲む、

なんとも言えない酒ですよね。彼と飲んでいると、なにも抵抗はないのです。話題を無理に作ろうとすることもないし、そうかといっていやな話題が出てくるわけではないし、ああいう酒飲みというのはやっぱり、たいしたものだと思うのです。

　楊名時先生個人の資質なのか、中国人の国民性なのか、太極拳によるレベルアップがそういう結果をもたらしたのか…。それはなんとも言えない、一つの要素ではないと思いますけれど。だから、あの李白《りはく》（盛唐の詩人）のような雰囲気ですね。李白と飲んだことはないけれど、きっとこうだったに違いないと思ってきました。

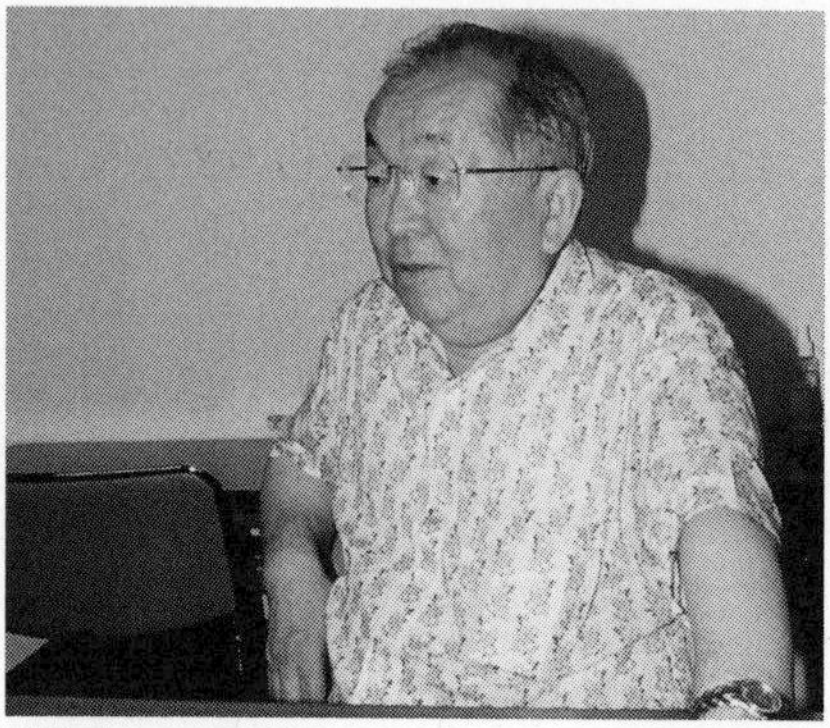
「楊名時先生は李白のような方だった」と帯津先生。

あるがままに生き虚空へと旅立つ

　だからそういう意味では、楊名時先生がいなくなって、今でもちょっと寂しさが残ります。やっぱり楊名時先生がおっしゃっていた「あるがままに生きる」というのが、これからの自分の生き方にもなっていくと思うのです。

「あるがまま」というのは、ただ適当にというのではなくて、老子《ろうし》でいえば「タオ（道）」です。「タオ」の流れに従ってあるがままに生きる。また「タオ」から離れた表現をすれば「虚空《こくう》」のスピリットに従って生きるというのがいいのではないかと思うようになりました。

　楊名時先生は、「生きるも死ぬもあるがままだから、あるがままに頼むよ」って言って、結局、医学的な介入をとことん嫌ったわけです。そして、信じがたいことですが、先生は「あるがままに」という先生の生き方に一切抵触することなく、虚空へと旅立って行かれたのです。ヘルマン・ヘッセの詩にある

「よろこんで朽《く》ち果て
　万有の中に崩壊していく」

まさに、これこそが楊名時先生の死でした。先生は生と死を統合されたのです。

医学とは人の人生への介入である

最近読んだ本に、ドイツの哲学者、ハンス・ゲオルク・ガダマーという人が書いた『健康の神秘―人間存在の根源現象としての解釈学的考察』（法政大学出版局）があります。

この人は1900年に生まれて、2002年に死んでいるのです。つまり102歳。第一次世界大戦、第二次世界大戦を経験しているでしょう。「激動の20世紀をそのまま生きた」と翻訳者によるあとがきに書いてあります。すごい人だなあと思いました。

この人が『健康の神秘』の中で書いている主なことは、「医学というのは介入である」ということなのです。ようするに医学は、人がよく生きるところへ介入していくわけで、彼は「余計なお世話という面がいっぱいある」ということを書いているのです。私もそう思っていたのですが、そう考えていたのは私だけではなかったのです。

だからそうすると、医学とか医療というものを、できるだけ養生の面を大きくして、いわゆる「手を加える」というのを少なくしていくのが理想的ではないでしょうか。楊名時先生と付き合いながら、そういう一番基本的なことを学ぶことができました。

今の人は計らいが多すぎる

昔の日本人は腹で考える人が多かったのに、現代人は、腹は置き去りにして頭で考えてばかりいると言われます。これは、やっぱり今の人は「計らい」が多すぎるからです。「あるがまま」ではないからです。

加島祥造《かじましょうぞう》さん（詩人・英文学者。『タオ―老子』で、現代の息吹を吹き込み、中国の古典『老子』を現代詩体で蘇《よみがえ》らせた）が書かれている「タオ」ではありませんが、多くの人が「タオ」の流れというものを感じて生きていけば、頭であれこれ利害損得を考えたりしないで物事に対処していくという人が、おのずと増えてくるのではないかと思います。

モンゴルの草原で見た日の出

私が、人の計らいというものが空しいと感じたのは、モンゴルで草原の日の出を見てからです。ホテルは街中にありますから、早朝に車で出かけるというのもちょっと億劫《おっくう》なので、普通では日の出を見るということはなかなかできないことです。

ところが、ある日、草原の中にあるパオに泊めてもらうことができ、朝3時ごろから起きて寒さの中、表に出て日の出を待っていたのです。

その日の出がピカッと出たときには、ほんとうに一瞬でした。日本の山や海で眺《なが》める日の出のように、丸い卵の黄身のような太陽ではないのです。ピカッと光ってそれで終わり。でも、すごい圧力で吹き飛ばされそうになって、草原が一瞬にして黄金色に輝きます。それこそ躍動しているという感じです。

「いやあ、自然というのは凄《すご》いなあ。毎日これをやっているんだなあ」と思うと、狭いところで人が何か計らいをしているのが馬鹿馬鹿しくなりました。それで、ますます草原が好きになっていったのです。

今度またモンゴルに行くのですが、そこで楊名時先生に会えるだろうと楽しみにしています。というのはそこは「虚空《こくう》」ですから。

やっぱり人がいるとだめですね。時間が許せば、ジープで一人だけ別のところへ移動して、そこで「虚空」の中に自分がいるような雰囲気のところに立てば、いつも死んだ人が出てくるのです。だから、楊名時先生とも会えるかなと思ってとても楽しみにしているのです。

養生は死ねば終わりというものではない

私たちのこの地球上での何十年間は基本的に修行だと思っています。日々生命のエネルギーを高めていって「虚空」へと帰っていくために、今を生きていて、そのための足場をつくっているわけです。

こうしていつか私たちは、生命

を生み出した何千個の宇宙を含んでいる偉大なる空間である「虚空」へと戻っていくのですから、目先の利益で帳尻をあわせようとするのではなく、私たちは「虚空」を意識して生きるべきです。

つまり、人間が生を終えることとは、死がやってきて「はい、お疲れでした」とばっさり切られることではないのです。生と死はバリアフリーでつながっていて、生きている間、高め続けてきたエネルギーは、死んでもゼロにはならない、死は終わりではないのです。その後も、ずっと加算され続けていくのだと信じています。

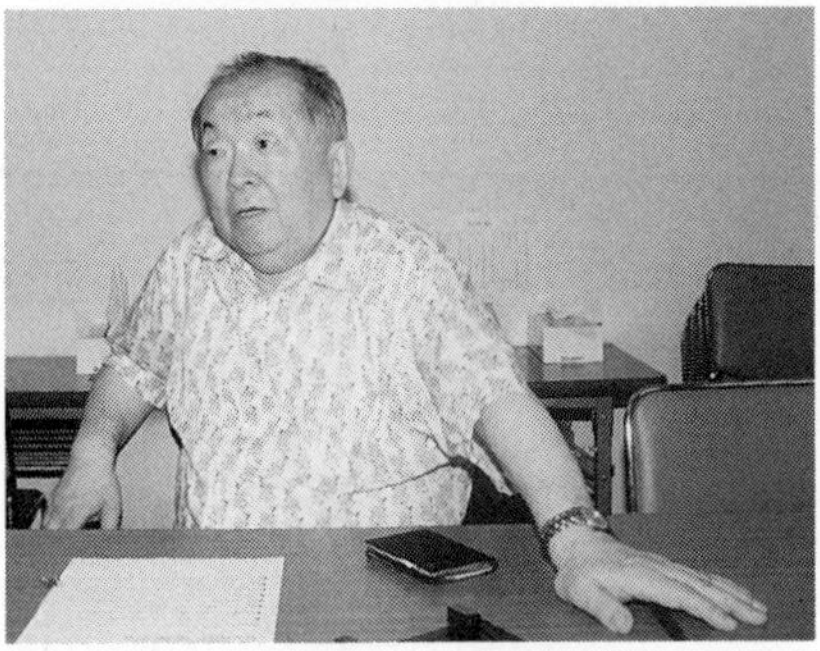
新しく理想のホリスティックな病院の開設をめざして、ますますエネルギーを高める帯津先生。

死ぬとき一番エネルギーが高くなっていたい

そう考えると、病気を乗り越えるだけが人生の目的ではなくなります。たとえ病気を乗り越えても、百年以上生き長らえることはめったにないのです。そしていつかは必ず死を迎えなくてはなりません。

私が人生の目標としている「養生」とは、別に病気をしないという程度のものではなく、日々、生命のエネルギーを高め続けていき、死ぬとき一番エネルギーが高くなっていたいというものです。

身体をいたわって病を未然に防ぎ天寿を全うするといった守りの養生ではなく、日々、生命のエネルギーを勝ちとっていくという攻めの「養生」です。

「養生」は生きているうちだけのもので、死んでしまったらおしまいではないのです。ましてや、天寿をまっとうするために行うものではありません。

私たちはみんな、片道１５０億年、往復３００億年の生命の旅のさなかにいるのです。その旅をしながら、生命のエネルギーを高め続けて行くのです。

だからこそ「死ぬまで養生、死んでも養生」なのです。

（取材／高橋利直　文／久保寺岳）

健康に老いる・よりよく老いる

ヘルシーエイジングのすすめ

上野圭一（翻訳家・鍼灸師）

アンチエイジング（抗加齢・若返り）がブームのようになっています。しかし、どんな手術や薬品を使っても加齢・老化をくい止めることはできません。むしろ、歳をとることを認め、老いることで高まる価値を見つけるほうが、より充実した美しい人生を送ることができるのではないだろうか。自然に即して「よりよく老いる」ヘルシーエイジングについて、上野さんが語ります。

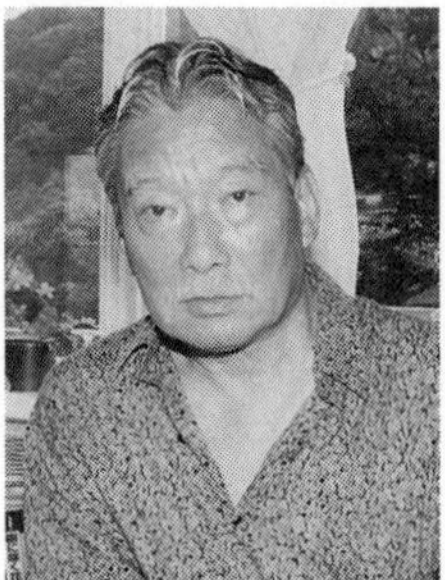

うえの　けいいち
1941年兵庫県宝塚市生まれ。1964年早稲田大学英文学科卒業、フジテレビジョン入社、主として社会番組のディレクター。同社退社後、1971年に渡米しカリフォルニア州バークレー市に滞在。翻訳活動を始め、1976年に帰国。現在、日本ホリスティック医学協会副会長。代替医療利用者ネットワーク副代表。消費者、市民、エコロジー等の幅広い視野で鋭い理論を展開。アンドルー・ワイル博士の訳者としても有名。訳書に『癒す心、治る力』（角川書店）、『ワイル博士のナチュラル・メディスン』（春秋社）等多数。著書に『補完代替医療入門』（岩波書店）、『代替医療』（角川書店）等。2006年３月に訳書『ヘルシーエイジング』（アンドルー・ワイル著　角川書店）が発刊。

老いに対する恐怖、不老不死への願望が生み出した若返りビジネス

美容外科の仕事に「時給100万円」を支払う人々

もうすでにお読みになられた方もいらっしゃると思いますが、私が翻訳した書籍に、アンドルー・ワイル博士の『ヘルシーエイジング』という本があります。この本の中でワイル博士は「人はなぜ老いるのか」ということと「よく老いる」ことについて述べ、アンチエイジング（若返り）・ビジネスの矛盾や問題点を指摘して、それに代わる新しい、人がよりよく生きるためのヘルシーエイジングを提唱、その方法論を展開しています。

日本においても、書店の健康書コーナーや美容書コーナーにはさまざまなアンチエイジング（若返り）の本が所狭しと並べられ、若返りを売り物にしたエステや施療院、美容外科が大流行です。

2006年6月に、女子大生誘《ゆう》拐《かい》事件がありましたが、そのお母さんの職業が美容外科医で、「時給100万円」と報道されているのを見て、驚きました。外科手術といっても、やっていることはお腹から脂肪を吸引して、それを乳房に入れるということだけらしいのですから、医者としては極めて簡単な仕事です。

その極めて簡単な仕事に対して、それだけのお金を払う人がそんなにたくさんいるのかと思うと、ちょっと空恐ろしい話です。それは明らかに、ヘルシーエイジングとは対極にある、アンチエイジングを支える流れです。

アンチエイジングの狙いは外見を若く見せること

ワイル博士は、こうしたアンチエイジングビジネスに対し警鐘を鳴らし、それに代わるものとして「ヘルシーエイジング」を唱えたのです。

アメリカには、1993年に設立された「アメリカ・アンチエイジング医学アカデミー」というアンチエイジング医学を提唱する医師・治療家の組織があります。

これはアンチエイジング・メディスン（抗加齢医療、若返り医療）を最初に作った総本山で、世界の75か国から1万5000人の医師・治療家が加盟する大きな組織のようです。

ここでは、「医学的にも生物学的にも人間の加齢は食い止められる」それどころか「年齢は逆転する。若返りは可能だ」と言っています。会員は、胎児の細胞や細胞エキスを使う、遺伝子操作、脂肪の吸引、シワを伸ばしたり白髪を染めたりすることなどの医療行為をする、先ほどの誘拐事件に遭《あ》った美容外科医と同じような医師や治療家です。

ワイル博士は、「その狙いのほとんどが、患者の外見を若々しく見せることだ」と言っています。

若さは美しくすばらしいという思い込み

患者（消費者）がアンチエイジング医療を受けて、若く見せたいという気持ちを抑えられないことの背景には、「老いよりも若いほうが価値として高い」「若さは美しくすばらしい」という思い込みがあります。ひるがえって言えば「老いに対する恐怖」「いつまでも若くありたい」「できれば不老不死でありたい」という願望を、何とかしてかなえるための医学として生まれたのがアンチエイジング医学といえそうです。

秦《しん》の始皇帝が不老不死の妙薬を得るために、世界中に臣下を派遣して探したという話はよく知られていますし、神仙《しんせん》（神通力を得た仙人）思想を持ち出すまでもなく、人間には、太古から不老不死に対する強い願望があり、それを夢に描く分には問題ないと思います。

しかし、実際にそれを医学という名前でやる以上は、どういう根

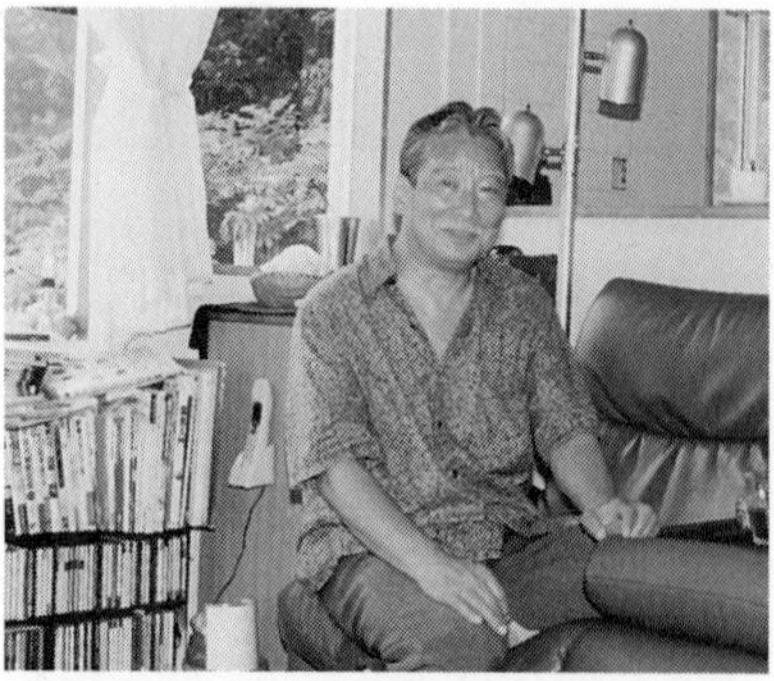

「抗加齢という考えは、自然の流れに逆う人工的なイメージがある」と語る上野さん。

拠があって、どういうやり方をするのか、どんな意味があることなのかということを見ていかなくてはなりません。

若返るように見えても、老化はくい止められない

ワイル博士などが行った調査によると、アメリカ・アンチエイジング医学アカデミーのアンチエイジング医学は、不可能に挑戦しているだけで、科学的にも根拠がなく、理論的にもありえないとされています。

ワイル博士は、「幹細胞を使っても、部分的には若返るように見えるけれども、全体的には老化を食い止められない。間違いなく肉体の衰弱、死というものはやってくる」と、述べています。

アンチバイオティクス（抗生物質）など、アンチという言葉がつく医学用語は無数にあります。抗生物質は、細菌に感染したことによる病気を治療するために、原因となる細菌を殺すことで治すという治療方法です。ところが、病原菌だけでなく、体によい働きをする有用菌も殺してしまいます。

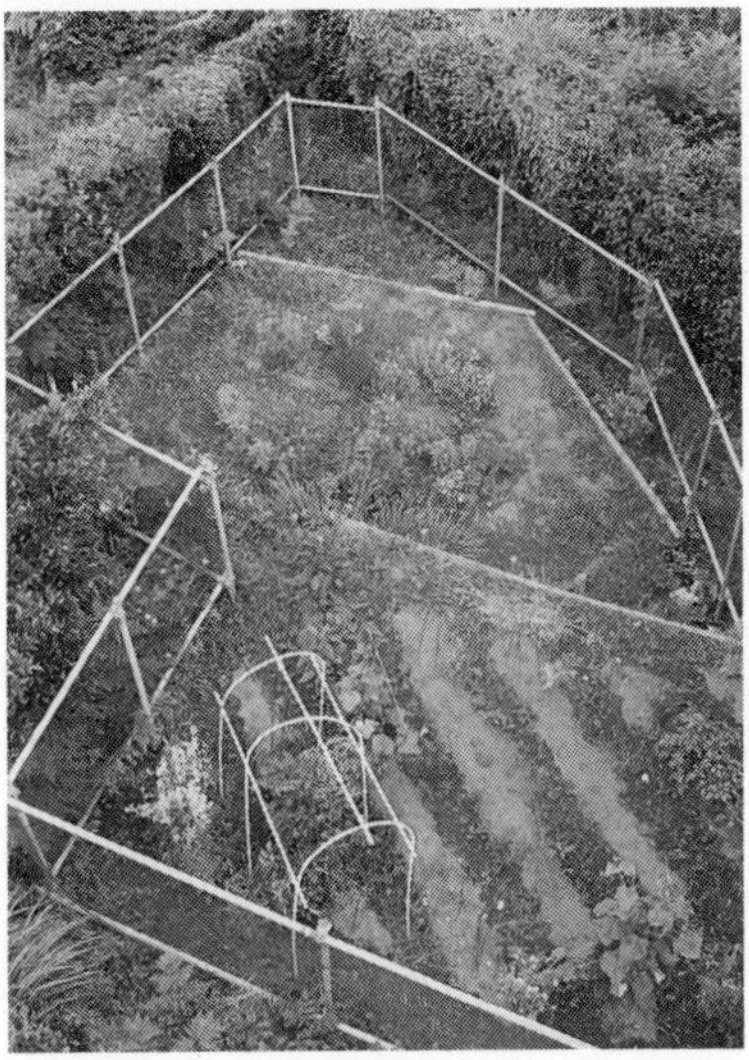
都会を離れて、半自給的生活を実践している上野さん宅の畑。

また、アンチキャンサーというと、がんを抗がん剤で治すことです。ところが、抗がん剤を使うと、がん細胞以外の正常細胞も殺し、白血球などの免疫細胞を破壊して免疫力を低下させてしまい、危険な副作用を招くことにもなりかねません。

人間の体は、病気を治そうとして発熱したり、下痢をしたりします。この人間の体自身が病気を治そうとする働きに対して、近代の西洋医学では解熱剤や下痢《げり》止め剤を飲むことによってさかさま（アンチ）のことをするのです。

人間の体がやろうとしていること、つまり人間の体がもともと持っている自然治癒力や免疫力に対

して、すべて反対（アンチ）のことをやるのが、近代医療（西洋医学）の対症療法（逆症療法）の基本です。

近代医療の流れからすると、自然に抗して反対（アンチ）のことをするアンチエイジング医学の考え方も不思議ではありません。

目標はシュワルツネッガーの体をつくること!?

ワイル博士は、2003年に行われたアメリカ・アンチエイジング医学アカデミーの年次総会に参加しました。

そこで、主催者や参加者へのインタビューなどを通じて、アンチエイジングの考えや実際の治療について調査したのです。

アメリカ・アンチエイジング医学アカデミーの創始者の2人の医師は、中米のベリーズという国にある健康科学大学の出身で、ともに専門はスポーツ医学です。1人は筋肉増強ステロイドの研究、もう1人は脳蘇生の研究を行い、数々の医療器具を考案していたようです。

正式に老人病学を学んだ経験はなく、加齢の科学である生物老年学会にも所属していません。それがアンチエイジング・ムーブメントにうまく乗っかったのです。

ワイル博士が参加した年次総会の開会のスピーチで、創始者の1人は、アンチエイジングの目標はアーノルド・シュワルツネッガーような体をつくることにあると言っています。

いつまでも若く元気でパワフルで、頭も悪くなくて自己実現を遂げていく、そういうスーパー人間に、アンチエイジング医学によって、誰でもなれるという発想です。

急成長する若返りマーケットで、収入は4倍増

ワイル博士によれば、総会に参加した2500人の医師の前で行われたそのスピーチでは「アンチエイジング医学は、われわれの財源であり、やりがいのある仕事だ。医者の金づるだ。予防医学のスクリーニングとセットにすれば、収入は4倍になる。このマーケットは年率9パーセントで成長しているんだ」とはっきり言ったそうです。

つまり、アンチエイジング・ビジネスには、新しいニーズがあり、

巨大なマーケットができているから、そんなに苦労しなくても金が儲《もう》かるし、高齢化社会ではそのために惜しみなく金を使う患者はいくらでも出てくる。苦労して内科や外科、産婦人科、小児科などをやっているよりも、ずっと効率がいいんだという訴えかけでした。

またワイル博士は、アメリカ・アンチエイジング医学アカデミーの総会に参加して、「いちばん気になったのは、彼らが加齢にともなう疾患と加齢というプロセスそのものとを区別していないことだ」と言います。

博士も述べているように、歳をとるとともに起こりがちなさまざまな病気を早期に診断して、改善・治療するという予防的な対策は当然必要なことですが、歳をとるという自然なプロセスそのものを逆行させて若返らせるということとは、まったく別のことです。

この総会の展示場には、非外科的美容療法を専門とするアンチエイジング医学の医師のための診察室があり、ボトックス（しわ取り注入剤）、美容充塡《じゅうてん》剤、レーザー、美容用薬品が推奨され、「アジア人の美肌をつくる画期的な表皮剝《はく》離《り》剤」などもあったということです。

博士は、「それらはすべて、老化の外面的な徴候を否定もしくは湖塗《こと》しようとする試み以外のなにものでもない」と言っています。

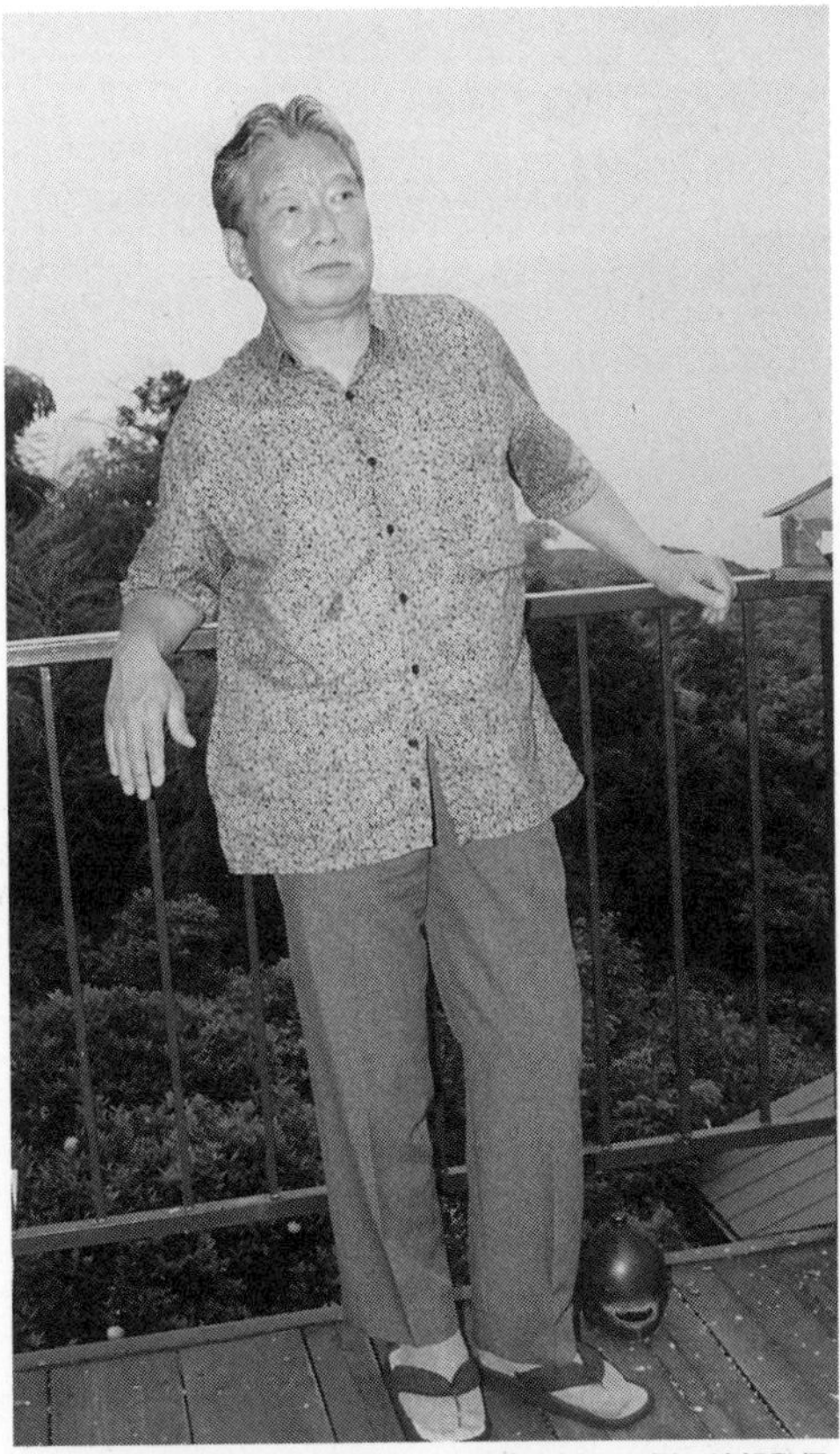

「日本は代替医療やホリスティック医療を勧める側の情報発信力がまだ弱い」と語る上野さん。

「元気に働いて、ポックリ死ぬ」のが、自然にかなった理想の人生

歳をとって、高まる価値がある

こうした、「アンチ」のやり方に違和感を持った人も少なくありません。そういう人たちの中で、「アンチエイジング」に対して、それとは別の「ヘルシーエイジング」という、自然にかなってよく老いるということが考えられるようなってきたのだと思います。

ヘルシーエイジングとは、自然のプロセスである老いることの価値をよく研究してそれを認めることです。

英語のエイジ（age）という言葉には「老化」とか「加齢」（歳をとる）だけではなく、「熟成」や「成熟」、あるいは「時間の経過で変化する」という意味が入っています。ものごとが熟成し、時間の経過によってよりよく変化する現象はたくさんあります。

物質の性質を変える時間の力と、それをコントロールする人間の技の力とが相まって生まれたものが、時間をかけて発酵・熟成させたワインやチーズ、熟成してうま味の出る牛肉、時をへてますます鑑賞価値の高まる骨董《こっとう》品などです。

バイオリンの名器ストラティバリは、同じバイオリンでも年月をかけて、多くの優れた演奏家に弾《ひ》かれ抜くことによって、バイオリンそのものが熟成して妙なる音を出すようになり、非常に高い価値が生まれます。あるいは、代々育て続けられた盆栽なども、時をへるごとに味わい深くなります。そこには、それだけの年月をへた（エイジング）価値があります。

「シュワルツネッガー」か、「ポックリ死ぬ元気な老人」か

ヘルシー・エイジングには、「老い」はだめで「若さ」がいいというような単純な二分法ではなく、「歳をとること（エイジング）」の

価値を認めていく」という前提があります。

体が重くなる、節々が痛くなる、動きがのろくなる、記憶力が衰えるというような従来のマイナスの要素が老いの過程で続々と出てきて、最終的には肉体の死に至るわけですが、そういうネガティブな状態を食い止めるのではなく、むしろ受け入れていくのです。

自分の死を受け入れる準備として、老いる（歳をとる）過程で顕れる、現象のひとつひとつを受容していく。ワイル博士は「老的状態の圧縮」という言葉を使っていますが、できれば死の直前まで元気で、痛い、苦しい、つらいという時期ができるだけ短かく、人生の最後に圧縮した形でやってきて、そしてポックリあの世に行くのが理想的な人生と言っています。

アンチエイジングとヘルシーエイジングの理想的な姿をそれぞれ比べると、一方は「シュワルツネッガー」、もう一方は「ポックリ死ぬ元気な老人」という違いです。

元気で働いていてポックリ死ぬ老人は、昔から世界はもとより日本にも大勢いますので、モデルに事欠きません。ですから、自分も「元気でポックリ死ぬ老人」になれるだろうと思いますが、誰もがシュワルツネッガーみたいになったとしたら、想像するだけで、本当に気持ちが悪い社会ですよね。

日本に、昔からある「ポックリ信仰」

ワイル博士が唱えているヘルシーエイジングの考えは、老いるという自然のプロセスを大事に、価値を見いだしていこうということで、何も新しいものではないのですが、現代社会で怒涛《どとう》のように起こっているアンチエイジングの動きを目の当たりにして、十分に耳を傾けるべき価値のある呟《つぶや》きのように思えるのです。

特に日本人は、誰もが「元気に生きてパタッとあの世に行ければいい」という「ポックリ信仰」のようなものが昔からありますし、長期入院を余儀なくされて病気と闘い、苦しんでいる高齢患者の姿をみて、日常的にも「苦しまずに、ポックリ行きたいものだ」という願望があると思います。

また、日本人の中には、アンチエイジングの「アンチ」という言葉に違和感を感じる人が少なからずいると思います。アンチエイジングに走る人たちの数も確かに多いのですが、自然に即したヘルシーエイジングに立ち戻って、そこに安心感を得る人も増えていくのではないかと思います。

今のところ、アンチエイジングとヘルシーエイジングの2つが交わることなく流れているというイメージです。自分がどちらの流れに身を委ねるかは、それぞれの選択だと思います。

人間を全体としてとらえる ホリスティックが本来の医療の姿

「ホリスティック」の理解にはまだまだ遠い

ホリスティック医療が日本で言われ始めてきた当初から、私は「ホリスティック」という言葉自体は最終的には消えたほうがいいと考えていて、「ホリスティックが消える日」というエッセイを書いたこともありました。

日本の医療の現状が、あまりに非ホリスティック（人間を全体としてとらえていないで、臓器・器官ごとの部分としてとらえる）で、専門分化主義的ですので、「ホリスティック（人間を丸ごと全体としてとらえる）」というひとつの旗印を出す必要があったのかもしれません。本来、医療は人間を臓器・器官ごとではなく全体としてとらえるものであるから、本来の医療（ホリスティック医療）が行われるのであれば、ことさらホリスティックという必要はなく、それがホリスティック医学の仕事が終わった日だと書いたんです。

しかし、それは未だに変わっていません。そろそろ「ホリスティック」が消えてくれるとありがたいけれども、まだ足りないところがたくさんあるので、残念ながらこの言葉はまだ寿命を迎えていないようです。

帯津良一先生（帯津三敬病院名誉院長）も「統合医療があってその先にホリスティック医療がある」という考えをお持ちです。そして、ホリスティック医療を実現したときに初めて、「ホリスティック」という言葉は必要なくなると思うのです。

それと同じように「代替《だいたい》」という言葉もやはり最終的にはなくなってかまわないのですが、当分なくなりそうもありませんね。

日本の医療の現状で言えば、国などの医療行政機関、医師会や大学、それに属する医師、研究者たちが、近代医療（西洋近代医学）に固執し、一方、診察・治療を受ける立場の一般の人々のほとんどが代替医療やホリスティック医療について知りません。

代替・ホリスティックへの理解をどうやってひろげるか？

その大きな原因の一つが、一般の人たちに対する情報不足だと思います。代替医療やホリスティック医療、ヘルシーエイジング的な考え方をマスメディアを通して発信する人がまだあまりにも少なくて、アンチエイジング的な情報発信力に負けてしまっているという気がします。

マスメディアが、もし前出のようなセレブの美容整形外科医を取り上げるとしたら、その意味を問わないといけないのですが、その意味がまったく問われることなく、単に「すごいですね」「セレブですね」というような取り上げ方に終わってしまっています。やはり、代替医療、ホリスティック医療を進める側の情報の発信力がまだまだ弱いのだろうなと思います。

ワイル博士はもともと少数派の文化とかかわってきた人ですが、あるときから比較的メジャーなメディアに頻繁《ひんぱん》に登場するようになって、影響力が強くなり、その結果として多くの人に代替医療、ホリスティック医療が知られ、理解が深まったという経緯があります。

日本でも、代替医療、ホリスティック医療のリーダー的存在の方々が、メディアを活用して、多くの人たちに分かりやすく訴えてほしいですね。

（取材／高橋利直　文／矢崎栄司）

本書ご登場者、著書のご案内
Book Shop

第11号でご登場いただいた方々の、著・訳書、おすすめ本のご紹介コーナーです。

これらの本は、全国の書店でお求めいただけます。
また、「ほんの木」にお申し込みいただくこともできます。くわしくは、
TEL 03-3291-3011、またはFAX 03-3291-3030にお問い合わせください。
Eメール：info@honnoki.co.jp でも受付いたします。（本書掲載順）

加藤俊徳 TOSHINORI KATO

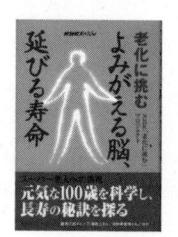

よみがえる脳、延びる寿命
2004年12月刊
定価1575円（税込）
日本放送出版協会
NHK「老化に挑む」プロジェクト著

90歳100歳を超えてなお、元気なスーパー老人たち。その長寿の秘訣を科学的に解明する！　工夫次第で脳の若さを保てることなど新しい事実が次々と明らかに。2004年放送のNHKスペシャル「老化に挑む」をもとにまとめられた本。

有田秀穂 HIDEHO ARITA

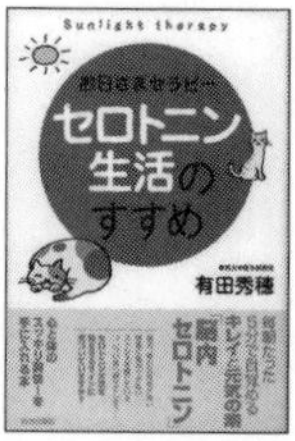

セロトニン生活のすすめ
2006年6月刊
定価1155円（税込）
青春出版社
有田秀穂著

脳内のセロトニン神経が鍛えられると、寝覚めが悪い、1日中調子が出ないといった不調が改善。いつもはつらつ元気、外見も若々しくなる…。セロトニン神経をきたえ強くしていく「セロトニン生活」をわかりやすく紹介。

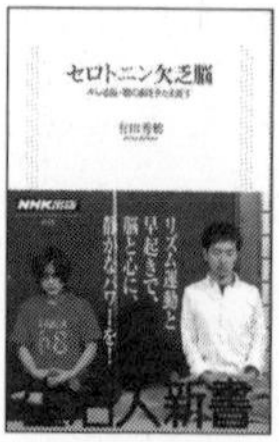

セロトニン欠乏脳
2003年12月刊
定価714円（税込）
日本放送出版協会
有田秀穂著

キレる子どもや鬱《うつ》の大人の脳では、セロトニン神経が衰弱し、脳内物質が欠乏している。セロトニン神経をきたえるには何もむずかしい知識は不要。ウォーキングや呼吸法など非常に単純なリズム運動の繰り返しが、心にいい影響を与える。弱った脳と心に、静かなパワーを取り戻す方法を、脳科学研究の最前線から提案。

池谷裕二 YUJI IKEGAYA

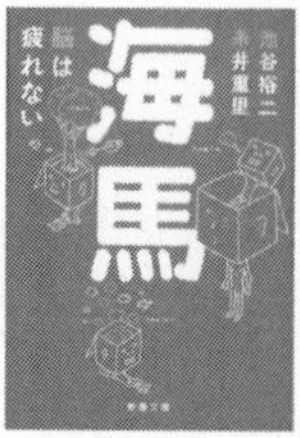

海馬
ー脳は疲れないー（文庫）
2005年7月刊
定価620円
新潮社
池谷裕二/糸井重里著

「自分の頭は十分に使われていない」と感じたことありませんか。『「もの忘れは老化のせい」は間違い』「30歳を過ぎてから頭は爆発的によくなる」―。記憶を司る部位である「海馬」をめぐるユニークな発想と実証を、縦横無尽に広げていく脳科学者・池谷裕二と糸井重里との目からウロコの集中対談。

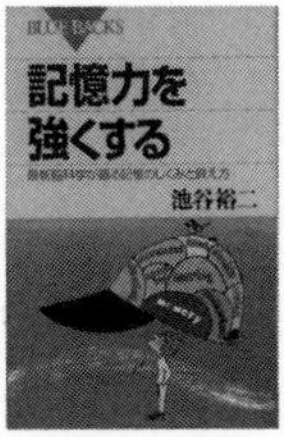

記憶力を強くする
2001年１月刊
定価1029円（税込）
講談社
池谷裕二著

「がむしゃらに勉強するのは、決して脳によいことではない。脳には脳なりの能率的な学習方法がある。脳のしくみを理解すれば、答えは自然と出てくる」。神経科学の目覚しい進歩によって脳の記憶の実体がついに見えてきた。記憶力を高める「夢の薬」を研究する著者が、最新理論を解説しながら、科学的に記憶力を高めるための具体的な方法を紹介する。

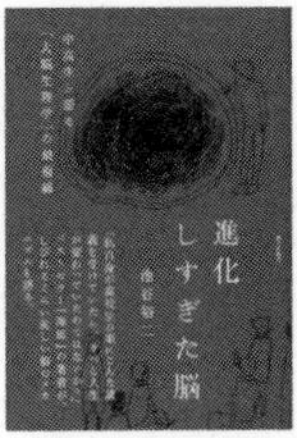

進化しすぎた脳
2004年10月刊
定価1575円（税込）
朝日出版社
池谷裕二著

脳科学者、池谷裕二が「自分自身が高校生の頃にこんな一連の講義を受けていたら、きっと人生が変わっていたのではないか」と自画自賛する中高生を相手に行われた講義録。〈意志〉が目に見える？「悲しいから涙が出る」んじゃない？ 世界は脳のなかでつくられる？「見ること」は無意識？…柔軟性を生むために発達したというヒトの脳を、興味深く、わかりやすく大胆に語る。

佐藤眞一 SHINICHI SATO

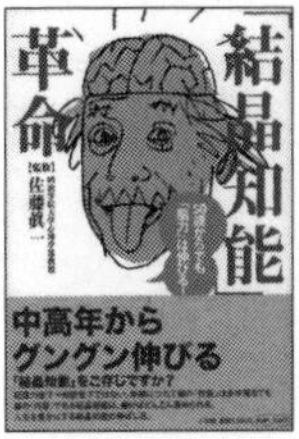

「結晶知能」革命
2006年６月刊
定価1365円（税込）
小学館
佐藤眞一著

物忘れや頭の回転なんて、大した問題ではない！ 年齢につれて脳の「性能」は多少落ちても、洞察力や創造力…など脳の「内容」である「結晶知能」は、中高年からグングン伸びる。人生を豊かにする「結晶知能」の伸ばし方。

北條恒一・戸谷重雄

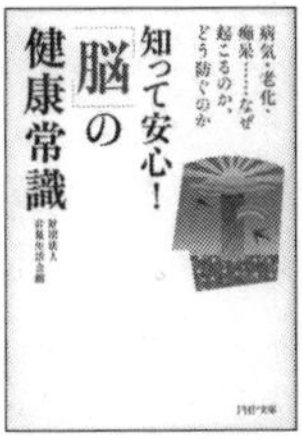

知って安心！
「脳」の健康常識
2004年３月刊
定価720円（税込）
ＰＨＰ研究所
財団法人 計量生活会館著

「最近、忘れっぽいな」などと感じて、不安になることはありませんか？ その他にも、脳卒中などの病気や老化・痴呆といった脳のトラブルは、メカニズムを知れば恐くない。脳の健康に関する基礎知識をわかりやすく解説。

安保徹 TORU ABO

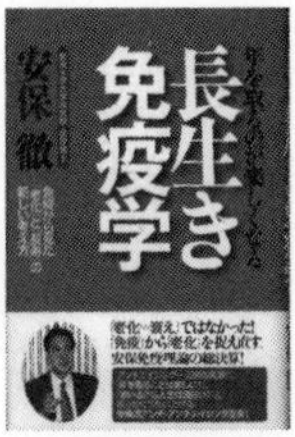

長生き免疫学
2006年３月刊
定価1575円（税込）
現代書林
安保徹著

病気にならないような生活を送り、病気になったとしても誤った現代医療の治療を受けなければ、誰もが１００歳ぐらいまでは生きられる。なぜならば私たちには、高齢になると若いころとは異なる老人特有の免疫システムにスイッチされていくという「老人免疫力」が備わっているから。安保免疫理論の総決算！

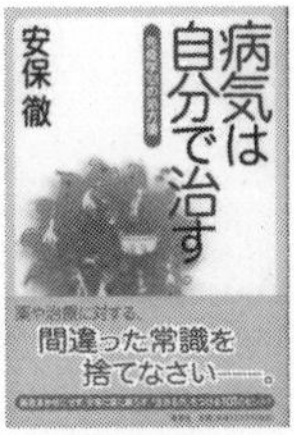

病気は自分で治す
2006年１月刊
定価1260円（税込）
新潮社
安保徹著

これからの時代は、自分自身でつくった病気は自分で治すという「患者責任」の認識が必要。自分で病気をつくっていることに気づけば、生き方を変えることによって、病気を治してゆける。病気の本質を見きわめ、自分で病気を治すための本当の「生きる力」をつけてくれる１０１のヒント！

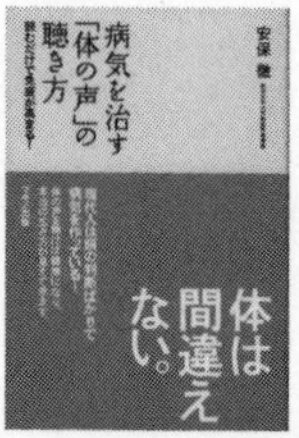

頭の判断ばかりで病気を作っている現代人。体の声を聴けば健康になり、本当の生き方が見えてくる！　医師に聞く前に体に聞く、とにかく笑う、体温プラス4度のお風呂にゆっくり入る、薬はなるべく飲まない、「ありがとう」ときちんという、…など小さな積み重ねが、免疫力を高め、人生を変える。体の声の聴き方集。

病気を治す「体の声」の聴き方
2005年12月刊
定価1365円（税込）
マキノ出版
安保徹著

川竹文夫　FUMIO KAWATAKE

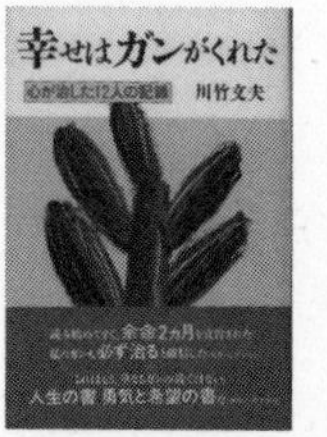

幸せはガンがくれた 心が治した12人の記録
1995年3月刊
定価1575円（税込）
創元社
川竹文夫著

ガンは治る。医者に見放されようと、決して諦めてはいけない。治す力は自分の中にあるのだから。食事を改め、生活習慣を整える。怒りや恨みを捨て、人を愛し、自分を許し、小さなことにも喜びを見いだそう。自らの心の力によって絶望から生還し、真の健康と新しい人生をつかんだ12人の喜びに満ちた証言の記録。

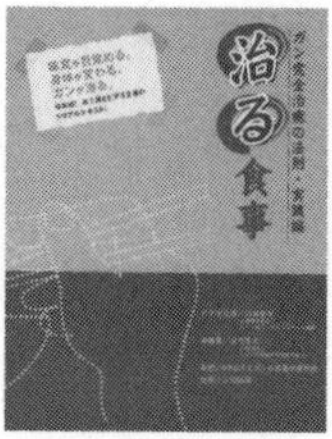

ビデオ&テキスト 治る食事
定価10290円（税込）
※本1冊とビデオ2巻セット
人間出版
川竹文夫著

「ガンを治そうとするあなたにはどうしても読んでほしい、見てほしい。玄米菜食を始めようとする人は、まず、この方法を習得してほしい」。たくさんある玄米菜食の流派の中で、最大公約数的な、つまり最も多くの人たちに通用する基本的な玄米菜食を示すことを試みたというガン完全治癒の法則・実践版。これを見て読んだあなた、あとは実行あるのみ！　成功あるのみ！

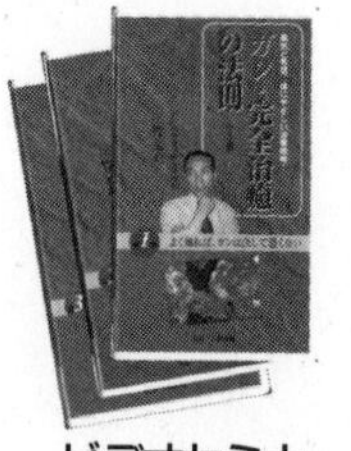

ビデオセミナー ガン・完全治癒の法則
定価12600円（税込）3巻セット
人間出版
ガンの患者学研究所
川竹文夫監修

医師からなんと言われようと、よく知れば恐くない。ガンは治りやすい病気（第1巻）。それには、ライフスタイルを整え、食事を改善すること（第2巻）。そして、心こそガンを治す鍵。ガンを治す上で理想的な心の状態を手に入れるには…（第3巻）。セミナーや講演会では伝えきれないことを、具体的事例や豊富な図解を用いて、わかりやすく解説。VHS・各60分。

帯津良一　RYOICHI OBITSU

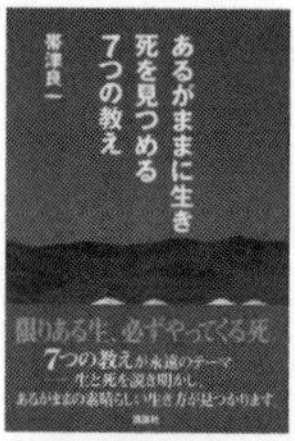

あるがままに生き 死を見つめる 7つの教え
2005年11月刊
定価1470円（税込）
講談社
帯津良一著

7つの教えにしたがって、胸をときめかせながら、攻めの養生を果たしていこう。①運動にいそしむ、②気功を練習する、③食事を節する、④心をのびやかにする、⑤正しい日常生活、⑥環境に適する、⑦薬で補う。あるがままに生き、あるがままに死ぬための人生の羅針盤。養生とは何かを、分かりやすく教えてくれます。

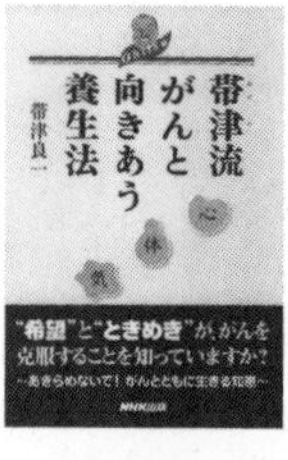

帯津流がんと向きあう養生法
2005年2月刊
定価1365円（税込）
日本放送出版協会
帯津良一著

たくさんのがん患者さんの生と死を診てきた著者が心、体、気という3つの柱立ての中で、感じていること、考えていることを率直につづった。「あしたはちょっとよくなる」そんな小さな希望が大切。スゥーッと気が楽になるような、帯津流「がんとともに生きる知恵」。

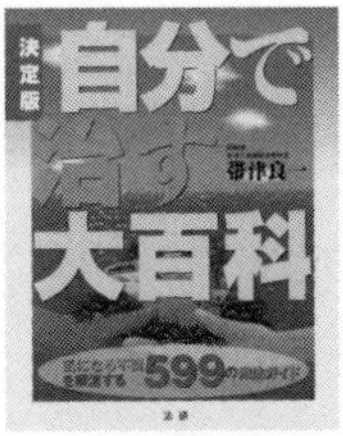

自分で治す大百科
2003年３月刊
定価3990円（税込）
法研
帯津良一総監修

頭が痛い、せきやたんが出る、手足がだるい、…誰もがかかりうる「77の不調」について実践的に解説。原因からはじまって、自分で治すポイント、ライフスタイルで治す、食事で治す、ツボで治す、薬で治す、など599通りの療法が具体的に示されている。一家に一冊おいて、病院に行く前にまずは試してみたい健康大百科。

上野圭一
KEIICHI UENO

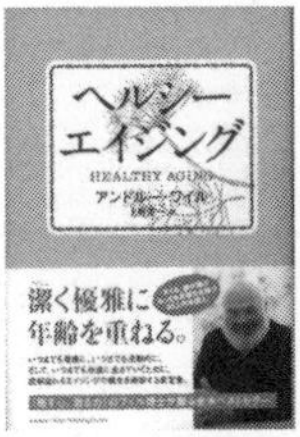

ヘルシーエイジング
2006年３月刊
定価1785円（税込）
角川書店
アンドルー・ワイル著
上野圭一訳

今、欧米でつづく空前のアンチエイジングブーム。日本でも、美容からはじまり、医療の世界で「アンチエイジング」を掲げる医師が急速に増えている。その潮流に真っ向から立ち向かって、「若返りはありえない」と主張する。「潔く優雅に年齢を重ねよう！」、ワイル博士が新しい生命感を指し示すワイル理論の真骨頂。

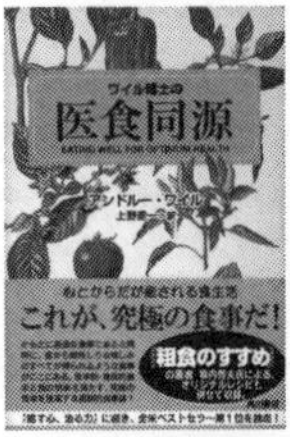

ワイル博士の医食同源
2000年９月刊
定価2625円（税込）
角川書店
アンドルー・ワイル著
上野圭一訳

全米第1位となった心と体を癒す食生活の本。たべものと健康についての諸説、情報が入り乱れているアメリカで、何を食べればよいのかわからなくなった人々に福音をもたらした。同様に、日本でも食生活の変化によって、さまざまな生活習慣病になる人が急増するとともに、諸説が入り乱れている。その情報を整理し、明快な指針を提供する究極の食事論。

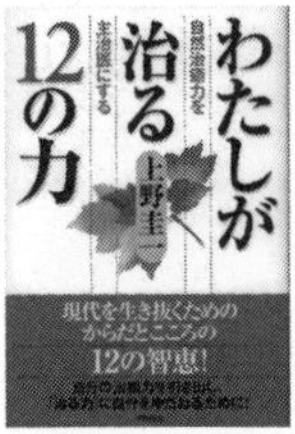

わたしが治る12の力
2005年12月刊
定価1890円（税込）
学陽書房
上野圭一著

私たちは本来、治るようにできている！ 自分の輪郭がゆるむと治癒力が動き出す、代謝をコントロールすればからだが変わる、呼吸で意識とからだを変える、イメージの力が現実を変える、…など現代を生き抜くための「からだとこころの12の知恵」（自然力・場力・感応力・無意識力・代謝力・呼吸力・信念力・イメージ力・放棄力・絆力・愉快力・患者力）を紹介する。

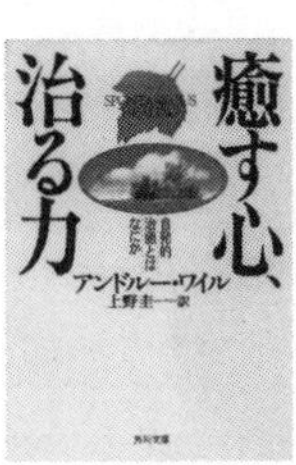

癒す心、治る力
1998年７月刊
定価840円（税込）
角川書店（文庫）
アンドルー・ワイル著
上野圭一訳

「からだには治る力がある。なぜなら、からだには治癒系（ヒーリング・システム）が備わっているから。もし、不幸にしてあなたやあなたの愛する人がいま病気であれば、治癒系にかんする知識こそが回復への最良の希望になる」。ワイル博士のメジャー・デビューの契機となり、世界的ベストセラーとなった医学の革命書。

■ご注文方法■

〈ご注文・お問合せ〉
〔電話〕 03-3291-3011（月～金9：00～7：00、土～5：00）
〔FAX〕 03-3291-3030（24時間）
〔Eメール〕 info@honnoki.co.jp
http://www.honnoki.co.jp/
〒101-0054 東京都千代田区神田錦町3-21
三錦ビル ほんの木 書籍係
〔郵便振替〕 00120-4-251523（加入者）ほんの木
〔送料〕 1回のご注文が10500円（税込）未満の方は368円（税込）がかかります。
〔代引手数料〕 1回のご注文が5250円（税込）以上は無料、5250円以下は210円（税込）がかかります。離島、国外へは別途送料がかかります。

編集後記

▼今号に登場の先生方が共通して言われていることに、「知識や学力だけを高めても幸せ脳は作れない」ということがあります。また、脳力を高めるには、「脳だけではなく体や心を健康にすることから始める」というのも印象的でした。確かに、よくしゃべり、よく笑い、よく動く人には、幸せ脳の持ち主が多そうです。有田秀穂先生のお話には、幸せ脳をつくるための具体的な方法がたくさん書かれています。脳の自然治癒力を高めるために、私もさっそく実践しています。次号で第4期は終了。次々号からは装い新たに第5期が開始いたしますのでご期待ください。（高橋）

▼脳を活性化するドリルや、大人の塗り絵などの「する本」がブームになっています。医学と高齢化問題に商売が巧みに入り込んでいるように感じるのは、考えすぎでしょうか。「する本」をしなくても、脳に有効な生活習慣や生き方を日々実践することで、「誰もがビジネスに、体や心に好ましい脳力を身につけられないだろうか」と、このテーマを編集しました。脳の自然治癒力の高め方です。

本シリーズも第5期を企画中ですが、「ヘルスケア」を念頭に、健康な方々にも興味を持ってお読みいただける、あっと変身した新シリーズをお届け致します。（柴田）

この講座の「定期購読」、編集部への「ご意見・お問合せ」は下記まで
TEL 03-3291-3011　FAX 03-3295-1080　Eメール info@honnoki.co.jp
〒101-0054 東京都千代田区神田錦町3-21三錦ビル（株）ほんの木

自然治癒力を高める連続講座11

ビジネス脳・幸せ脳・健康脳

第11号
2006年9月30日　初版第１刷発行

出版プロデュース　柴田敬三
企画　（株）パンクリエイティブ
発行人・編集人　高橋利直
発売　（株）ほんの木
〒101-0054
東京都千代田区神田錦町3-21　三錦ビル
TEL 03-3291-3011
FAX 03-3291-3030
Eメール　info@honnoki.co.jp

Printed in Japan
郵便振替口座　00120-4-251523
加入者名　（株）ほんの木
印刷所　中央精版印刷（株）
ISBN4-7752-0041-0　C0030

デザイン　スタジオＹ２
表紙アート　はせくらみゆき（アートセラピスト）
本文イラスト　今井久恵・福田純子
取材・文　矢崎栄司・戸矢晃一・百名志保子・久保寺岳・高橋利直
編集　（株）ほんの木
編集協力　矢崎栄司
営業担当　岡田直子